Dr. med. Volker Schmiedel

Cholesterin

Endlich Klartext

Die wirklich wichtigen Laborwerte

Der beste Schutz gegen Arteriosklerose und Herzinfarkt

Cholesterin senken ohne Chemie

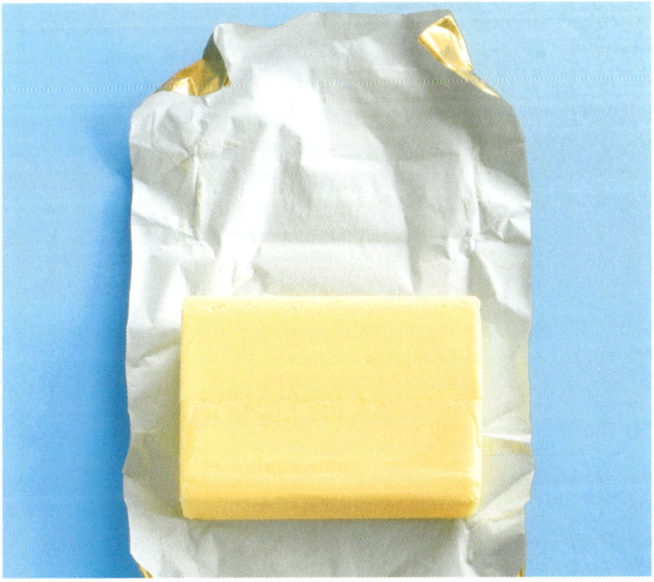

TRIAS

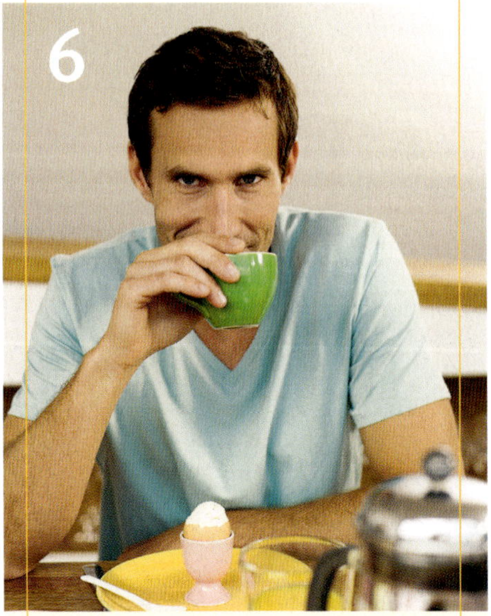

6

Was Sie über Cholesterin wissen sollten

Cholesterin ist ursächlich an der Entstehung von Gefäßverkalkungen beteiligt. Doch auch Triglyceride, Diabetes und Bluthochdruck zählen zu den Risikofaktoren. Erfahren Sie, was Sie sonst noch im Auge behalten sollten.

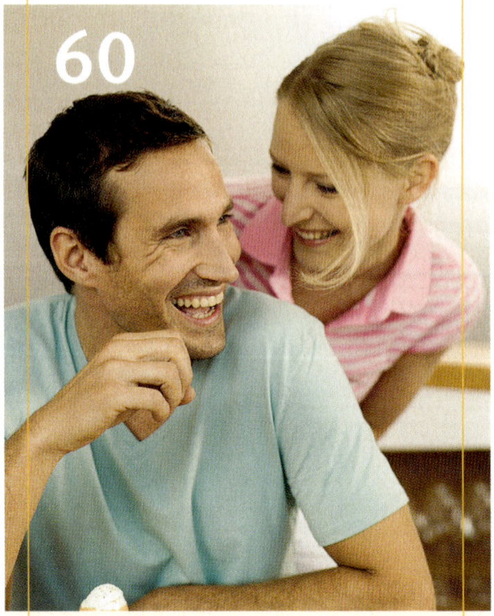

60

Cholesterin senken – so geht's

Welche Fette sind zu empfehlen, welche nicht? Gibt es natürliche Cholesterinsenker und wie werden sie eingesetzt? Erfahren Sie alles rund ums Thema in diesem Kapitel.

Empfohlene Lebensmittel	Kalorien	Fett in g
Apfel	70	‹ 1
Apfelkuchen aus Hefeteig, Stück	140	3
Banane	110	‹ 1
Fruchtbuttermilch, 1/4 l	150	1
Fruchtjoghurt (3,5 % Fett), 150 g	150	5
Löffelbiskuits, 5 Stück	105	2
Fruchtschnitte, Aprikose	153	2
Milcheis, klein	35	1
Vollkornbrötchen mit Schinken (ohne Butter)	170	2
Vollkornbrötchen mit Mozzarella und Tomate	220	7

Weniger geeignete Lebensmittel	Kalorien	Fett in g
Bratwurst mit Brötchen	390	26
Brötchen mit Salami	380	28
Croissant	510	34
Currywurst mit Brötchen	415	24
Erdnüsse, 100 g	560	48
Käsesahnetorte, Stück	315	14
Nusseis, Tüte	255	16
Pommes frites mit Mayonnaise, Portion	280	21
Sahnejoghurt (10 % Fett), 150 g	177	15
Schinkenhörnchen	375	29

Leicht zu merken:

Grünzeug ist frei von Cholesterin: Alle pflanzlichen Lebensmittel sind cholesterinfrei, selbst wenn sie einen hohen Fettgehalt haben.

Tierisches liefert immer Cholesterin: Alle tierischen Lebensmittel enthalten Cholesterin. Bei Milchprodukten ist der Cholesteringehalt umso höher, je fetter das Lebensmittel ist.

Auch mageres Fleisch enthält Cholesterin: Bei Fleisch ist dies jedoch nicht der Fall. Auch magere Fleischsorten wie Geflügel oder Wild stehen den fetten Tieren in nichts nach.

Wurst und Innereien mit Vorsicht genießen: Wurst und mehr noch Innereien sind wahre Cholesterinbomben.

In Fisch steckt gutes Fett: Fische enthalten auch Cholesterin (allerdings auch die günstigen Omega-3-Fettsäuren). Lediglich Krustentiere sollten Sie wegen des hohen Cholesteringehalts meiden.

Bei Vollkornbrot zugreifen: Vollkornprodukte enthalten etwa doppelt so viele Ballaststoffe wie die ausgemahlenen Getreideprodukte – cholesterinfrei sind natürlich beide.

Gutes Verhältnis von Energie zu Ballaststoffgehalt: Obst, Gemüse und Pilze liefern kein Cholesterin bei einem Ballaststoffgehalt, der niedriger liegt als erwartet, jedoch sind sie gleichzeitig sehr arm an Energie, sodass der Ballaststoffgehalt bezogen auf die Energiemenge äußerst günstig ist.

Der Autor

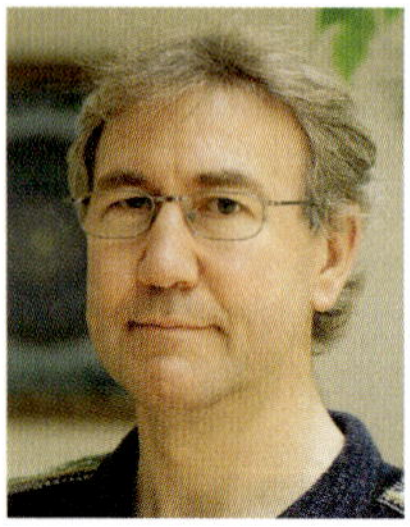

Dr. med. Volker Schmiedel ist Chefarzt der Inneren Abteilung der Habichtswald-Klinik Kassel. Er behandelt und forscht seit Jahrzehnten zum Thema erhöhtes Cholesterin. Seine zahlreichen Vorträge, die in diese Publikation eingeflossen sind, finden bei Betroffenen begeisterte Aufnahme.
E-Mail-Adresse:
Schmiedel@habichtswaldklinik.de

SPECIAL

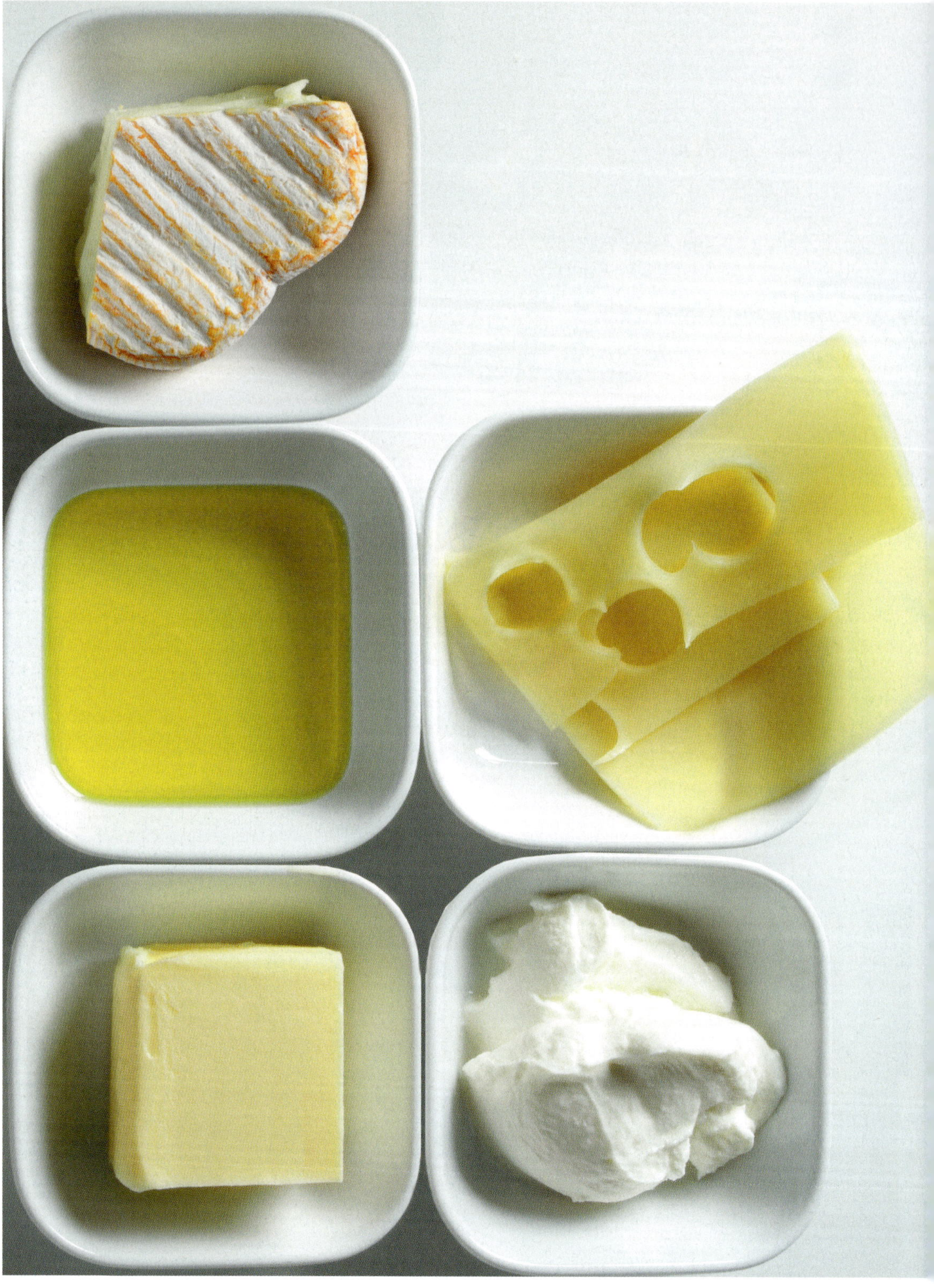

Was Sie über Cholesterin wissen sollten

Jeder zweite Deutsche stirbt an einer Krankheit des Herz-Kreislauf-Systems. Wenn Cholesterin daran ursächlich beteiligt ist, wäre es der große Killer unseres Zeitalters. Ist das wirklich so?

Herzinfarkt: die Epidemie des 20. Jahrhunderts

Warum um alles in der Welt wird Cholesterin eigentlich so verteufelt? Die Gegner des Cholesterins führen an, dass es für einen großen Teil der arteriosklerotischen Erkrankungen verantwortlich ist. Mit anderen Worten: Cholesterin lässt unsere Gefäße schneller verkalken. Und jeder zweite Deutsche stirbt an einem Herzinfarkt oder Schlaganfall.

Sie werden vielleicht staunen, wenn ich Ihnen sage, dass der Herzinfarkt für den Menschen eine sehr seltene Erkrankung ist. Sie alle wissen, dass die Realität anders aussieht. Wann immer Sie einen Notarztwagen sehen, dürfen Sie davon ausgehen, dass mit einer gewissen Wahrscheinlichkeit ein Mensch mit einem akuten Herzinfarkt um sein Leben kämpft. 300 000 Herzinfarkte in Deutschland in jedem Jahr, 60 000 akute Todesfälle durch Herzinfarkt sprechen eine deutliche Sprache. Und da behaupte ich einfach, der Herzinfarkt kommt fast gar nicht vor …? Und doch habe ich Recht.

Noch vor drei Generationen, am Ende des 19. Jahrhunderts, waren Herzinfarkte wirklich extrem selten – und das lag nicht nur daran, dass Menschen generell nicht sehr alt wurden oder in jungen Jahren beispielsweise an Infektionen starben. Auch diejenigen, die alt wurden, hatten weit weniger Herzprobleme als unsere heutigen Senioren. Der Herzinfarkt ist die Krankheit des 20. Jahrhunderts. Epidemieartig begann sie sich auszubreiten. Um die Mitte des letzten Jahrhunderts war es nicht mehr zu übersehen. Die Ärzte versuchten, die Ursachen hierfür herauszubekommen.

Cholesterin ist an Gefäßerkrankungen beteiligt

Ein fiktives Beispiel: Ich habe entdeckt, dass Lungenkrebspatienten zufällig häufig gelbe Zeige- und Mittelfinger haben. Nun behaupte ich Folgendes: Wenn ich nun die Finger entfärbe, kann ich Lungenkrebs vorbeugen. Sie alle wissen, dass das natürlich Blödsinn ist. Raucher haben oft gelbe Finger. Rauchen verursacht Lungenkrebs. Darum haben Lungenkrebspatienten häufig gelbe Finger. Die gelben Finger sind ein Risikoindikator, kein Risikofaktor. Was macht uns so sicher, dass dies beim Cholesterin anders ist?

Eine Stadt als Versuchslabor

Mit der Framingham-Studie begann 1948 die systematische Untersuchung der Bevölkerung der Stadt Framingham auf Ursachen und Risiken der koronaren Herzkrankheit und Arteriosklerose.

Einige Ärzte behaupteten, Rauchen würde Herzinfarkte verursachen. Die Tabakindustrie, die in den 50er Jahren noch viel stärkeres Gehör fand, bestritt dies vehement und forderte harte Beweise. Eine dieser Studien war die sogenannte Framingham-Studie. In dieser Untersuchung wurden Bewohner des amerikanischen Städtchens Framingham zu »Versuchskaninchen« erklärt. Bei allen Einwohnern, die (freiwillig!) teilnahmen – und das waren fast alle – wurden umfangreiche Daten erhoben: Alter, Geschlecht, Größe, Gewicht, Blutdruck, Anzahl der gerauchten Zigaretten und jede Menge Blutwerte. Darunter auch Cholesterin. Dann ließ man die Bewohner acht Jahre lang in Ruhe. Anschließend überprüften die Wissenschaftler, wer einen Herzinfarkt erlitten hatte und wer nicht.

Cholesterin als Risikoindikator?

Ältere hatten eine größere Wahrscheinlichkeit für einen Herzinfarkt. Frauen waren auch viel öfter betroffen – leider haben sich die Frauen auf diesem Gebiet emanzipiert und die Männer durch Nachahmen deren unvernünftiger Lebensweise inzwischen eingeholt. Und je mehr Zigaretten geraucht worden waren, desto größer war das Risiko für einen Herzinfarkt. Von den Blutwerten stach unter anderem das Cholesterin hervor. Je höher das Cholesterin zu Beginn der Untersuchung war, desto größer die Wahrscheinlichkeit für einen Infarkt. Ein solcher statistischer Zusammenhang stellt noch keinen Beweis dar. Es könnte sich um einen anderen als einen ursächlichen Zusammenhang handeln. Das Cholesterin könnte sich als Risikoindikator, als Anzeiger, erweisen, der aber selbst nicht schädlich ist.

Wenn wir therapeutisch intervenieren, d. h. wenn wir den vermuteten Risikofaktor beseitigen, und wenn dann die Erkrankung seltener auftritt, dann ist das ein Beweis für einen Risikofaktor. Man hat Anfang der 60er Jahre das Cholesterin in Studien medikamentös gesenkt. Und siehe da: Unter den Behandelten gab es ein Viertel weniger Herztodesfälle wie in der mit einem Scheinmedikament (Plazebo) behandelten Gruppe.

Dies ist der Beweis, dass das Cholesterin wirklich ursächlich (wenn auch nicht als alleinige und zwingende Ursache) an der Entstehung der Gefäßverkalkungen beteiligt ist. Leider gab es sowohl in der mit den Fettsenkern (Fibrate), als auch in der scheinbehandelten Gruppe insgesamt genauso viele Todesfälle. Es starben nämlich mehr durch Unfälle, Gewaltverbrechen, Selbstmorde etc. Dies ist merkwürdig und es ist bis heute nicht exakt geklärt, warum dies so ist. Interessanterweise hat die Pharmaindustrie diese Daten der Fibrat-Studien nicht an die große Glocke gehängt (S. 44).

WISSEN

Was ist eigentlich ein Risikofaktor?

Sie alle kennen bestimmt einen älteren Menschen, der jahrzehntelang geraucht hat und im hohen Alter friedlich eingeschlafen ist. Und Sie kennen bestimmt auch einen etwa 40-Jährigen, der nie geraucht und den es doch erwischt hat. Das alles sind die berühmten Ausnahmen von der Regel. Sie widerlegen keineswegs die Statistik. Ein Risikofaktor erhöht lediglich die Wahrscheinlichkeit für ein Ereignis – nicht mehr und nicht weniger.

Wie Cholesterin in den Gefäßen wirkt

Wir wissen heute – auch aus Grundlagenstudien – sehr genau, wie Cholesterin zur Arteriosklerose führt. Ganz vereinfacht kann man sagen: Ist der Cholesterinspiegel im Blut sehr hoch, wird das Cholesterin von weißen Blutkörperchen in der Immunabwehr der Gefäßwand (Makrophagen) aus dem Blut gefischt. Diese Zellen überladen sich mit Cholesterin und werden zu sogenannten Schaumzellen. Im Extremfall platzen sie und entleeren sich in die Gefäßwand. Dies wiederum löst weitere Entzündungen bzw. ein Wachstum der Muskelzellen aus, die die Arteriosklerose fördern. Die Gefäßlichtung engt sich durch Ablagerungen von Cholesterin, Fetten und Eiweißen immer weiter ein, bis das Gefäß schließlich ganz dicht ist.

Der Herzinfarkt entsteht übrigens meistens nicht durch langsames Zuwuchern des Gefäßes. Verengungen – auch wenn sie noch gar nicht dramatisch aussehen, sondern nur 10 oder 20 Prozent der Lichtung ausmachen – sind nämlich oft instabil. Sie können unter Umständen aufreißen. Der Körper erkennt dies als Wunde und versucht diese zu heilen, indem er die Wunde mit Gerinnungssubstanzen wie Fibrin und

Thrombozyten behandelt. Dieses Gerinnsel schließlich führt zum Gefäßverschluss und damit zum Infarkt – im Herzkranzgefäß bedeutet dies einen Herzinfarkt, im Gehirn einen Schlaganfall. Alte, stabile Gefäßverengungen, auch wenn sie dramatisch erscheinen, können manchmal weniger gefährlich sein als »frische, instabile« Gefäßauflagerungen, die das Gefäß nur minimal einengen. Die Herzkatheteruntersuchung zeigt leider nur das Ausmaß, nicht aber die Gefährlichkeit der Verengungen an.

Aspirin macht nicht das Blut dünner

Zur Minderung der Gerinnselbildung erhalten Patienten mit Arteriosklerose die Substanz Acetylsalicylsäure (ASS, z. B. Aspirin). Doch ASS verhindert nicht die Arteriosklerose, wie oft angenommen wird, sie macht auch nicht das Blut »dünner«, vielmehr behindert sie das Zusammenklumpen der Blutplättchen (Thrombozytenaggregation) und vermindert so das Risiko für ein Gerinnsel in den Arterien um einige Prozent – nicht mehr und nicht weniger.

Bei vorhandenen Gefäßverengungen (z. B. Herzkranzgefäß, Beinarterie, Halsschlagader) weist die Therapie mit ASS einen gewissen Nutzen auf. Wenn ein hohes Risiko für eine koronare Herzkrankheit besteht – z. B. bei Vorliegen mehrerer Risikofaktoren wie Diabetes, Rauchen und Bluthochdruck –, ist die Gabe von ASS wohl sinnvoll. In der Prophylaxe bei niedrigem

WISSEN

Individuelle Entscheidung

Die Existenz des Risikofaktors Cholesterin für Arteriosklerose kann heute nicht mehr ernsthaft bestritten werden. Grundlagen-, epidemiologische und Interventionsstudien haben dies übereinstimmend und überzeugend bewiesen. Die Konsequenzen für die Behandlung des Einzelnen sind aber in der Diskussion – gerade vor dem Hintergrund, dass niedrige Cholesterinspiegel bzw. Cholesterinsenkung andere Krankheiten zu begünstigen scheinen. Die Entscheidung, ob, wie tief und womit ein erhöhter Cholesterinwert gesenkt werden sollte, ist unter Berücksichtigung aller Begleitumstände höchst individuell zu treffen.

Risiko hat sich ASS nicht bewährt, da es hier genauso viele Menschen vor Herzinfarkt oder Schlaganfall rettet wie an Magenblutungen durch ASS sterben.

Alternativen für ASS

Als Alternative zu ASS steht heute auch das Clopidogrel zur Verfügung. Die bekanntesten Handelsnamen sind Plavix oder Iscover. Seit Kurzem ist der Patentschutz abgelaufen, sodass es Clopidogrel auch als preiswertes Generikum von Stada, Hexal, Ratiopharm und anderen Firmen gibt. Wann ist die Einnahme von Clopidogrel sinnvoll? Ich habe den Eindruck, dass Privatpatienten häufiger dieses neue und teure Mittel erhalten – eben einfach weil es teurer ist und doch besser sein muss.

Das ist natürlich Quatsch. Clopidogrel sollte dann eingesetzt werden, wenn eine Unverträglichkeit gegen ASS besteht (auf den Magen geht Clopidogrel übrigens auch). Bei einer AVK (arterielle Verschlusskrankheit, volkstümlich: Raucherbein) scheint Clopidogrel wirksamer als ASS zu sein. Bei Schlaganfall scheint hingegen ASS günstiger zu sein. Bei bestimmten Risikokonstellationen (z. B. nach Einsetzen eines »Maschendrahtzaunes« = Stent in ein Herzkranzgefäß oder direkt nach einem Beinahe-Herzinfarkt) ist die Kombination von ASS plus Clopidogrel die beste Lösung – jedenfalls für eine beschränkte Zeit von einem Monat bis zu einem Jahr (hier streiten noch die Gelehrten). Anschließend sollte zur Risikominderung ASS allein gegeben werden.

▼ Die Entscheidung, ob, wie tief und womit ein erhöhter Cholesterinwert gesenkt werden sollte, ist unter Berücksichtigung aller Begleitumstände höchst individuell zu treffen.

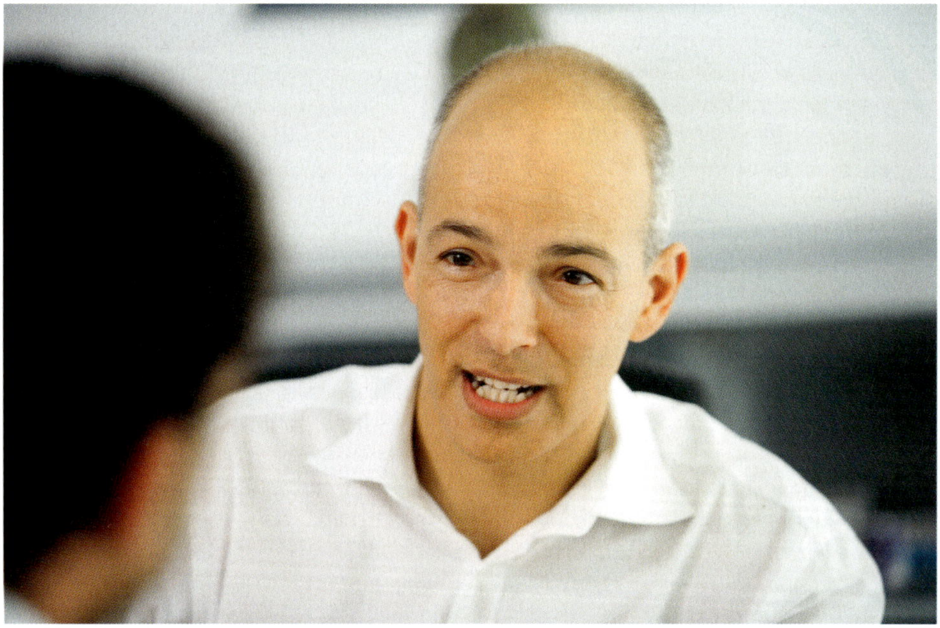

Wenn Sie Ihr Cholesterin geerbt haben

Ob Menschen ein hohes Cholesterin entwickeln, hängt von vielen verschiedenen Genen ab. Zu dieser Vererbung für hohes Cholesterin müssen aber immer noch andere Faktoren, wie z. B. ungünstige Ernährung, Stress oder Bewegungsmangel hinzukommen. Nur dann steigt das Cholesterin.

Diese Art der Vererbung erklärt, warum manche Menschen jeden Tag ein Eisbein verputzen können und trotzdem ein niedriges Cholesterin haben, während andere Fettiges nur anschauen müssen, und schon steigen die Werte. Diese Form erhöhter Cholesterinwerte haben fast alle Betroffenen. Nicht das hohe Cholesterin wird dabei vererbt, sondern die Neigung dazu.

Heterozygote Form: Werte um die 300 mg/dl

Etwas ganz anderes ist die familiäre Hypercholesterinämie (erhöhter Cholesterinspiegel). Liegt die heterozygote Form vor (eines der Gene von Mutter oder Vater ist defekt), so hat der Betroffene nur die Hälfte der LDL-Rezeptoren, die das Cholesterin aus dem Blut fischen. Die Folge: Werte um die 300 mg/dl oder höher – selbst bei sehr guter Lebensweise. Viele dieser Menschen entwickeln früh eine Arteriosklerose mit Herzinfarkt oder Schlaganfall vor dem 50. Lebensjahr – besonders wenn noch andere Risikofaktoren vorliegen. Auch das Fasten bewirkt hier fast nichts. Meist bleibt nur eine medikamentöse Senkung übrig (S. 44). Etwa jeder 500. Deutsche hat diese Form der Fettstoffwechselstörung. Achtung: Liegt bei Ihnen die heterozygote Form vor, so lassen Sie unbedingt Ihre Verwandten, auch die jüngeren, untersuchen. Ihre Kinder haben mit einer 50-prozentigen Wahrscheinlichkeit die Hypercholesterinämie von Ihnen geerbt.

Homozygote Form: 500 mg/dl bis 1 000 mg/dl

Hier sind beide Gene betroffen. Die Cholesterinwerte liegen immer über 500 mg/dl, manchmal sogar über 1 000 mg/dl. Bereits vor dem 20. Lebensjahr kommt es meist zum Herzinfarkt. Die Betroffenen müssen sich nicht nur einer medikamentösen Behandlung, sondern auch einer regelmäßigen Blutwäsche unterziehen. Diese schwere Stoffwechselstörung ist sehr selten: einer von 1 Millionen leidet an ihr.

Cholesterin- und Triglyceridwerte: Laborwerte verstehen

Das folgende Kapitel macht Sie zum Experten, damit Sie zukünftig Ihre Laborwerte zuverlässig interpretieren können. Im Jahre 1823 isolierte der französische Chemiker Michel Eugène Chevreul aus Gallensteinen eine harte, wachsartige, fettige Substanz, die er für verfestigte Gallenflüssigkeit hielt und deshalb Cholesterin (griechisch für feste Galle) nannte. Wir wissen heute aber, dass Cholesterin nur ein Bestandteil der Gallenflüssigkeit ist.

Cholesterin ist kein Fett. Es ist aber fettlöslich. Weil es sich nicht in Wasser löst, schwimmt es auch nicht als freies Molekül im (wässrigen) Blut herum, sondern ist in kugelige Fett-Eiweiß-Partikel eingebunden. Die wichtigsten dieser Fett-Eiweiß-Kugeln sind das LDL- und das HDL-Cholesterin. Diese Bezeichnungen kennen Sie alle von Ihren Laborzetteln. LDL und HDL sind sozusagen die Taxis für fettlösliche Substanzen in unserem Körper. Sonst würden diese wie Fettaugen auf der Suppe schwimmen. LDL transportiert Cholesterin, Fette und fettlösliche Vitamine zu den Zellen. HDL ist für den Rücktransport von Cholesterin von den Zellen (bei hohen Spiegeln an HDL sogar von den Gefäßwänden) zuständig. Vereinfacht gesagt, wird LDL als das »böse« Cholesterin bezeichnet, weil es für die Entstehung von Arteriosklerose mitverantwortlich ist. HDL ist hingegen das »gute« Cholesterin, weil es bei hohen Werten vor Arteriosklerose schützt. Merksatz: HDL = Hab Dich lieb.

▼ Engelchen und Teufelchen.

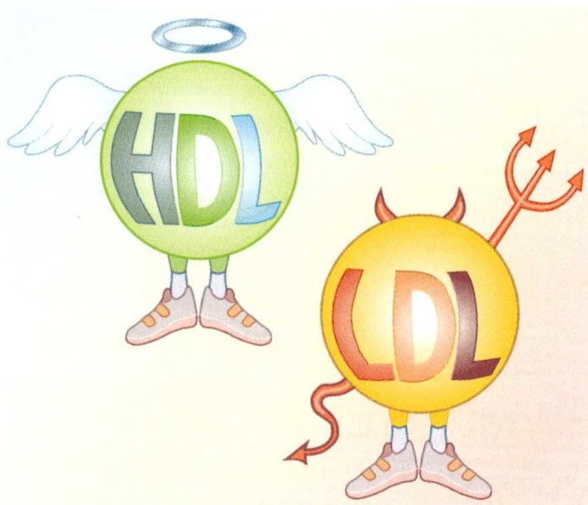

LDL steht für Low Densitiy Lipoprotein = Fetteiweiß niedriger Dichte (weil es relativ mehr Fett als HDL enthält und Fett leichter als Eiweiß ist). Das LDL-Kügelchen hat einen Durchmesser von 20 Nanometer, das sind 20 Milliardstel Meter. HDL steht für High Densitiy Lipoprotein = Fetteiweiß mit hoher Dichte (weil es relativ mehr Eiweiß als LDL enthält und Eiweiß schwerer als Fett ist). Das HDL-Kügelchen hat einen Durchmesser von nur 10 Nanometer, das sind 10 Milliardstel Meter.

Cholesterin ist lebensnotwendig

In der Leber wird zwar das meiste Cholesterin gebildet, prinzipiell aber kann jede einzelne Körperzelle Cholesterin herstellen. Es kann also gar keinen Cholesterinmangel geben. Über die Arteriosklerosegefahr wird oft vergessen, dass es sich bei Cholesterin um einen lebenswichtigen Stoff für unseren Körper handelt. Aufgrund seiner relativ einfachen Struktur kann der Organismus quasi wie aus einem Legostein aus Cholesterin viele weitere wichtige Substanzen aufbauen:

- Kortison: Dieses lebenswichtige Hormon ist für Kampf- und Fluchtsituationen (Stresshormon) und für die körpereigene Entzündungsregulation zuständig.
- Aldosteron: Reguliert den Natrium-, Kalium- und Wasserhaushalt.
- Sexualhormone: Progesteron, Testosteron und Östrogen sind für die Entwicklung und natürlich für die Fortpflanzung verantwortlich.
- Vitamin D: Ist streng genommen gar kein Vitamin, da wir es selbst bilden können – nämlich aus Cholesterin unter dem Einfluss der Sonnenstrahlung. Es reguliert den Stoffwechsel von Kalzium und Phosphor und ist damit für den Knochenaufbau und -erhalt zuständig.
- Gallensäuren: Sind für eine Fettverdauung und für die Aufnahme der fettlöslichen Vitamine A, D, E und K wichtig.
- Zellmembran: Die Grenzschicht all unserer Zellen enthält reichlich Cholesterin, um deren Elastizität stets zu gewährleisten.
- Nervenzellen: 1 Prozent der Substanz der Nervenzellen und ganze 4 Prozent der Substanz der Gehirnzellen bestehen aus Cholesterin. Es unterstützt dabei die elektrische Isolierung der Nervenimpulse.

Der gesamte Organismus enthält etwa 150 Gramm reines Cholesterin, davon übrigens nur 5 bis 10 Gramm im Blut (bei halbwegs normalem Spiegel). Es gibt nicht viele Einzelstoffe, die in einer derart großen Menge im Körper vorkommen, was noch einmal die Bedeutung des Cholesterins unterstreicht.

Triglyceride: der heimliche Risikofaktor

Der Risikofaktor »Triglyceride« wird bei der Diskussion um Cholesterin leicht vergessen. Triglyceride sind die eigentlichen Blutfette. Wir brauchen sie, da einige Fettsäuren – genauso wie auch Vitamine – lebensnotwendig sind. Zu viel davon kann aber auch schädlich sein. Triglyceride bestehen aus einem Glycerinmolekül und drei Fettsäuren. Die üblichen Nahrungsfette liegen alle in dieser Form vor, z.B. Butter, Schmalz, Sonnenblumenöl oder Olivenöl. Je mehr ungesättigte Fettsäuren in den Triglyceriden enthalten sind, desto niedriger ist der Schmelzpunkt. »Harte Fette« wie Schweineschmalz oder Kokosfett enthalten viele gesättigte Fettsäuren, »weiche Fette« wie Pflanzenöle bestehen überwiegend aus einfach oder mehrfach ungesättigten Fettsäuren.

Triglyceride sitzen in unserem Unterhautfettgewebe und isolieren: Ein gewisses Fettpolster schützt unsere Knochen und inneren Organe – nicht nur vor Kälte, auch vor Verletzungen. Darüber hinaus sind Triglyceride unser bester Energiespeicher. Der normalgewichtige Erwachsene bringt etwa 10 kg Fett auf die Waage, was einer Energiereserve von etwa 70 000 Kalorien entspricht. Die Fähigkeit, Fett zu speichern, hat sich in unserer Evolutionsgeschichte als lebensnotwendig erwiesen, da die regelmäßige Nahrungszufuhr keineswegs immer gewährleistet war.

In der heutigen Zeit droht in Mitteleuropa jedoch kein Energiemangel, sodass die Fettreserven – zumindest in der Menge wie wir sie meist haben – eigentlich nicht mehr notwendig wären. Ferner stellt das Fettgewebe auch einen Speicher für die lebenswichtigen (essenziellen) Fettsäuren Alpha-Linolensäure und Linolsäure sowie für fettlösliche Vitamine dar.

Warum Triglyceride schädlich sind

Eine Energiezufuhr, die dauerhaft über unserem Energieverbrauch liegt, führt zu Übergewicht. Triglyceride werden in den Fettpolstern gespeichert, und die Triglyceride im Blut steigen in der Folge auch oft an. Triglyceride haben sich mittlerweile als unabhängiger Risikofaktor für Arteriosklerose und die damit verbundene erhöhte Sterblichkeit erwiesen. Eine über 24 Jahre

WISSEN

Was Fettpolster alles bewirken können

Die Triglyceride haben noch eine andere bedenkliche Nebenwirkung. Hier sind aber nicht die Fette gemeint, die im Blut herumschwimmen, sondern diejenigen, die in Fettdepots abgespeichert sind, also als »Rettungsring« oder »Hüftgold«. Die Fette liegen da nicht nur einfach so rum, sondern sind durchaus aktiv. Die Fettzellen schütten z. B. Hormone aus (das erklärt, warum übergewichtige Frauen häufiger Brustkrebs und dicke Männer öfter Prostatakrebs bekommen). Sie senden aber auch Botenstoffe aus, die Entzündungsprozesse fördern. Und von Entzündungen wissen wir mittlerweile, dass diese Arteriosklerose enorm fördern. Damit ist jetzt nicht ein kleiner grippaler Infekt gemeint, sondern chronische Entzündungen wie etwa Rheuma und Asthma. Rheumatiker sind vielfach häufiger von koronarer Herzkrankheit betroffen als andere. Und die Fettdepots begünstigen über die Entzündung die Entstehung von Herzinfarkt oder Schlaganfall ganz genauso (S. 35).

dauernde Studie in China ergab eine Verdopplung des Sterblichkeitsrisikos bei einem Anstieg der Triglyceride um 82 mg/dl. Eine skandinavische Untersuchung konnte zeigen, dass Menschen mit einem Triglyceridspiegel von weniger als 240 mg/dl eine 70 Prozent geringere Sterblichkeit hatten. Nichtraucher hatten ein 60 Prozent niedrigeres Risiko wie Raucher, d. h. hohe Triglyceride über 240 mg/dl erwiesen sich in dieser Studie als genauso risikoreich wie Rauchen!

Meist geht ein erhöhter Triglyceridspiegel im Blut mit niedrigem HDL-Cholesterin einher. Und: Niedriges HDL-Cholesterin ist ein weiterer Risikofaktor für Gefäßerkrankungen. Meist sind die Triglyceride nicht isoliert erhöht. Durch Über-, Fehlernährung und Bewegungsarmut sind Menschen mit hohen Triglyceriden oft auch von Diabetes, Bluthochdruck und Hypercholesterinämie betroffen. Hierdurch werden die Risiken nochmals potenziert.

Hohe Triglyceride – was können Sie tun?

Abnehmen: Die beste Maßnahme, die Triglyceride zu senken, ist abzuspecken. Und besonders schnell und zuverlässig klappt es, wenn Sie heilfasten (S. 86). Aber: Mit einer Ernährungsumstellung und gleichzeitigem Ausdauersport erreichen Sie den gleichen Effekt. Für Menschen mit erhöhten Triglyceriden ist eine Kost, die weniger als 30 Prozent Fett enthält, besonders zu empfehlen. Es kommt aber nicht nur darauf an, Fett zu reduzieren, sondern auch die Zusammensetzung anzupassen. Von bestimmten Fettsäuren – beispielsweise Omega-3-Fettsäuren – sollten Sie sogar mehr essen. Mehrere Gramm pro Tag und Sie können Senkungen der Triglyceride bis zu 50 Prozent erreichen – das schaffen Sie mit keinem modernen fettsenkenden Medikament.

Alkohol: In den letzten Jahren wird fast nur noch über vermeintliche oder tatsächliche positive Wirkungen des Alkohols berichtet. Dabei werden Nachteile des Alkohols leicht vergessen. Gerade bei erhöhten Triglyceriden sollten Sie weit unter dem sonst empfohlenen Gläschen Rotwein pro Tag bleiben. Eine schöne Nebenwirkung: Sie nehmen ab, was die Triglyceride weiter verbessert.

Ausdauersport: Bewegung im Ausdauerbereich (erst ab 20 Minuten setzt die Fettverbrennung richtig ein) und bei moderaten Belastungen (»Laufen ohne zu schnaufen«) senkt nicht nur die Triglyceride, sondern auch Cholesterin und Blutdruck. Bewegung erhöht außerdem das wichtige »Schutz-Cholesterin« HDL.

Ab welchen Werten wird's brenzlig?

- »Wenn das Cholesterin über 200 mg/dl beträgt, dann ist bereits das Risiko für die Gefäße erhöht.«
- »Wenn das Cholesterin etwa 250 mg/dl beträgt, ist das Risiko nur dann erhöht, wenn mindestens ein weiterer Risikofaktor besteht.«
- »Ein wirkliches Risiko besteht erst dann, wenn das Cholesterin über 300 mg/dl ansteigt.«

Solche und ähnliche Aussagen höre ich immer wieder. Alle obigen Aussagen sind aber in dieser Absolutheit falsch! Zunächst einmal gilt es festzuhalten, dass das Risiko für die Gefäße mit dem Gesamtcholesterin nur ganz sachte ansteigt, mit höheren Werten dann allerdings immer steiler. Wo soll man denn bei einer langsam steiler werdenden Kurve einen Punkt bestimmen, den man als Grenzwert ansieht? Das findet dann seinen – für den Laien sehr unverständlichen – Ausdruck darin, dass bei dem einen im Laborbefund ein Grenzwert von 200, beim nächsten von 220 und beim dritten sogar von 250 mg/dl gilt. Übrigens kommt es gar nicht so stark auf den Gesamtcholesterinwert wie auf LDL und HDL an.

▼ Bei erhöhten Triglyceriden sollten Sie weit unter dem sonst empfohlenen Glas Rotwein pro Tag bleiben.

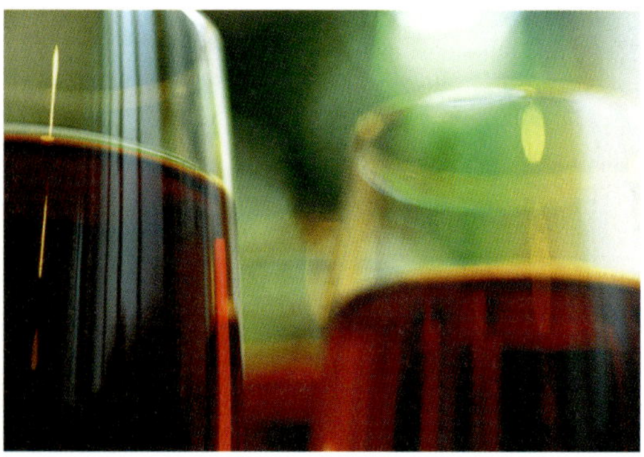

Nicht nur den Cholesterinspiegel bewerten

Wer hat das höhere Risiko? Jemand, der einen Cholesterinwert von 290 mg/dl hat, aber keine weiteren Risikofaktoren aufweist? Oder jemand, der »nur« ein Cholesterin von 210 mg/dl hat, dazu aber raucht und an Diabetes leidet? Klare Sache: Der zweite Kandidat hat gewonnen, was die Höhe des Risikos angeht. Wir müssen also die Gesamtheit aller bekannten Risikofaktoren berücksichtigen. Das gilt sicher für die etablierten Faktoren wie etwa Rauchen, Diabetes, Bluthochdruck, Bewegungsmangel und Stress, wahrscheinlich aber auch für die Faktoren, die noch nicht im medizinischen Alltag auftauchen: Oxidation, Homocystein, Fibrinogen, CRP und Lipoprotein(a) (S. 32).

Der LDL/HDL-Quotient als Maß

Herr Müller hat ein Cholesterin von 250 mg/dl. Auf den ersten Blick nicht so günstig. Sein LDL beträgt aber ziemlich

Zielwerte für die Cholesterineinstellung: Bewertung der einzelnen Risikofaktoren

	guter Wert	tolerabler Wert	inakzeptabler Wert
Cholesterin	‹ 200	200–250	› 250
LDL	‹ 100	100–150	› 150
HDL	› 60	40–60	‹ 40
LDL/HDL-Quotient	‹ 3	3–4	› 4
Triglyceride	‹ 150	150–200	› 200
Rauchen	niemals	gelegentlich	regelmäßig min. 1
Blutdruck	‹ 120/80	120–140/80–90	› 140/90
Blutzucker (nüchtern)	‹ 100	100–120	› 120
Blutzucker (nach dem Essen)	‹ 120	120–180	› 180
Homocystein	‹ 10 mmol/l	10–15 mmol/l	› 15 mmol/l
Lipoprotein(a)	‹ 30 mg/dl	–	› 30 mg/dl
Fibrinogen	‹ 300 mg/dl	300–450 mg/dl	› 450 mg/dl
hsCRP	‹ 1 mg/dl	1–2 mg/dl	› 2 mg/dl
Vitamin D	› 100 nmol/	› 50 nmol/l	‹ 50 nmol/l
»Pille«	keine	wenn Nicht-raucherin	Rauchen
Wechseljahreshormone	keine	2–3 Jahre	länger
Gewicht (BMI)	‹ 25	25–30	› 30
Taille (Frauen)	‹ 80 cm	80–88 cm	› 88 cm
Taille (Männer)	‹ 94 cm	94–102 cm	› 102 cm

Je mehr grüne Punkte Sie haben, umso besser. Liegt mindestens ein deutlicher Risikofaktor wie Rauchen oder Diabetes vor, sollten Sie möglichst überall sonst grüne Punkte erreichen. Wenn Sie bereits an einer Gefäßerkrankung leiden, sollten Sie überall grüne Punkte anstreben!

LDL = Low density cholestersol, Cholesterin mit niedriger Dichte, das »schlechte« Cholesterin
HDL = High density cholesterol, Cholesterin mit hoher Dichte, das »gute« Cholesterin
Triglyceride = die eigentlichen Blutfette, unabhängiger Risikofaktor
Gesamtcholesterin = die Summe aus LDL und HDL sowie weiteren Fraktionen wie IDL und VLDL, die aber im klinischen Alltag bisher keine Bedeutung haben

normale 135 mg/dl, während sein gutes HDL die phantastische Höhe von 90 mg/dl aufweist. Nun müssen wir ein bisschen rechnen. Von entscheidender Bedeutung für die Risikoabschätzung ist nämlich der Quotient aus LDL und HDL – in unserem Beispiel beträgt der Quotient 135/90 = 1,5. Das ist so niedrig, dass man aus dem Gesamtcholesterin von 250 mg/dl überhaupt kein Risiko mehr ableiten kann.

Achtung

Aus Sparsamkeitsgründen wird heute üblicherweise nur noch das Gesamtcholesterin bestimmt. Diesen Wert allein können Sie jedoch in der Pfeife rauchen. Bestehen Sie auf der Bestimmung von Cholesterin, LDL, HDL und Triglyceriden!

Herr Schmidt ist mit einem ziemlich niedrigen Gesamtcholesterin von nur 180 mg/dl gesegnet. Scheinbar jedenfalls, denn er hat bei einem noch halbwegs akzeptablen LDL von 150 mg/dl ein HDL von ganzen 25 mg/dl. Der Quotient beträgt in diesem Fall also 150/25 = 6. Das ist grottenschlecht. Herr Müller hat trotz eines Cholesterins von 250 mg/dl ein wesentlich geringeres Risiko als Herr Schmidt mit seinen vordergründig niedrigen 180 mg/dl. Ohne Kenntnis von LDL und HDL ist er fast wertlos.

Verschiedene Laborwerte (in mg/dl) und wie sie zu deuten sind

Auf manchen Laborzetteln steht die Einheit mg/dl, auf anderen mmol/l. mg/dl ist im Alltag immer noch die gebräuchlichere, die letzte ist die wissenschaftlich exaktere. Wir haben uns in diesem Buch für die gebräuchlichere Dimension mg/dl entschieden. Sie können die Angaben aber sehr leicht mit dem Taschenrechner umrechnen:

- 1 mmol/l = 39 mg/dl (gilt für Cholesterin, LDL und HDL)
- 1 mmol/l = 88 mg/dl (gilt für Triglyceride)

Sie müssen also Ihre Werte in mmol/l mit 39 bzw. 88 multiplizieren, um auf mg/dl zu kommen. Umgekehrt werden die mg/dl-Angaben durch 39 bzw. 88 geteilt, um auf mmol/l zu kommen.

Beispiele:

Cholesterin	250 mg/dl/39 = 6,4 mmol/l
	4 mmol/dl × 39 = 156 mg/dl
Triglyceride	400 mg/dl/88 = 4,5 mmol/l
	2 mmol/dl × 88 = 176 mg/dl

Es kommt also gar nicht so sehr auf den einzelnen Wert an. Wir müssen vielmehr die Gesamtkonstellation aller Fettwerte betrachten. Selbst dies ist eigentlich noch zu undifferenziert, da auch alle anderen Risikofaktoren mit in die Bewertung eingehen müssen.

Verschiedene Laborwerte und wie sie zu deuten sind:

<table>
<tr><td>Cholesterin 188</td><td>Triglyceride 145</td><td>LDL 114</td><td>HDL 45</td><td>LDL/HDL 2,5</td></tr>
<tr><td colspan="5">Alles im grünen Bereich! Ausnahme: Wenn bereits eine Gefäßkrankheit oder ein Diabetes vorliegt, sollten Sie das LDL unter 100 halten.</td></tr>
<tr><td>Cholesterin 156</td><td>Triglyceride 95</td><td>LDL 95</td><td>HDL 42</td><td>LDL/HDL 2,3</td></tr>
<tr><td colspan="5">Ein Beispiel für optimale Werte, wie sie Menschen mit hohem Risiko oder Gefäßerkrankung anstreben sollten.</td></tr>
<tr><td>Cholesterin 268</td><td>Triglyceride 120</td><td>LDL 178</td><td>HDL 66</td><td>LDL/HDL 2,7</td></tr>
<tr><td colspan="5">Dieses Cholesterin ist mäßig erhöht, die Triglyceride sind aber noch normal. Das LDL ist zwar leicht erhöht, aber das HDL ist glücklicherweise auch recht hoch. Wenn keine weiteren Risikofaktoren vorliegen, müsste man sich mit dieser Konstellation noch keine Sorgen machen.</td></tr>
<tr><td>Cholesterin 287</td><td>Triglyceride 150</td><td>LDL 212</td><td>HDL 45</td><td>LDL/HDL 4,7</td></tr>
<tr><td colspan="5">Hier ist das Gesamtcholesterin nur unwesentlich höher als im letzten Beispiel. Trotzdem ist diese Konstellation recht ungünstig, da das LDL mit über 200 doch sehr hoch und das HDL einigermaßen normal ist, was zu einem ungünstigen LDL-HDL-Verhältnis von 4,7 führt.</td></tr>
<tr><td>Cholesterin 252</td><td>Triglyceride 265</td><td>LDL 155</td><td>HDL 44</td><td>LDL/HDL 3,6</td></tr>
<tr><td colspan="5">LDL ist leicht erhöht, HDL geht auch noch, der Quotient ist mit 3,6 aber allenfalls befriedigend. Diese Konstellation dürfte bei sehr vielen Übergewichtigen und Bewegungsarmen anzutreffen sein. Wenn noch keine Erkrankung besteht, können Sie solche Werte leicht optimieren. Bei einer bereits bestehenden Erkrankung oder bei Diabetes oder Rauchen sind diese Werte nicht akzeptabel.</td></tr>
<tr><td>Cholesterin 314</td><td>Triglyceride 140</td><td>LDL 234</td><td>HDL 52</td><td>LDL/HDL 4,5</td></tr>
<tr><td colspan="5">Diese Konstellation könnte mit einer familiären Hypercholesterinämie zusammenhängen. Cholesterin und LDL sind sehr hoch, Triglyceride und HDL jedoch normal. Der Quotient ist mit 4,5 alles andere als befriedigend. Wenn unter deutlicher Änderung der Ernährung sowie anderen im Buch beschriebenen Maßnahmen keine signifikante Besserung (Senkung auf 250 oder darunter) erzielt werden kann, ist eine Erbkrankheit sehr wahrscheinlich.</td></tr>
<tr><td>Cholesterin 196</td><td>Triglyceride 445</td><td>LDL 166</td><td>HDL 26</td><td>LDL/HDL 6,4</td></tr>
<tr><td colspan="5">In diesem Beispiel sind die Triglyceride massiv erhöht. Wir sehen dabei häufig ein sehr niedriges HDL, wodurch der Quotient mit 6,4 katastrophal ansteigt. Solche Werte kommen häufig bei Übergewichtigen vor, die zuckerkrank sind oder regelmäßig Alkohol trinken.</td></tr>
<tr><td>Cholesterin 179</td><td>Triglyceride 100</td><td>LDL 135</td><td>HDL 24</td><td>LDL/HDL 5,6</td></tr>
<tr><td colspan="5">Dies sind doch endlich mal gute Werte! Cholesterin niedrig, Triglyceride niedrig, LDL akzeptabel. Einzig das HDL ist mit 24 erschreckend niedrig. Daraus ergibt sich ein sehr schlechter Quotient von 5,6. Trotz niedrigen Cholesterins ist dies eine ungünstige Konstellation (Bewegungsmuffel oder Stress). Hier sollte alles getan werden, um das HDL anzuheben.</td></tr>
</table>

Wie oft sollten Sie Ihr Cholesterin messen lassen?

Wöchentliche Messungen sind sicher übertrieben. Nicht jeder muss seinen Wert auch jährlich kennen. Generell gilt: Je höher das Risiko – wenn weitere Risikofaktoren oder gar schon Gefäßerkrankungen vorliegen –, umso öfter sollten Sie Ihr Blut anzapfen lassen. Sind andere Risiken oder bereits Krankheiten vorhanden, sollten Sie jährlich oder vielleicht sogar halbjährlich ran. Bei einer medikamentösen Neueinstellung oder einer Lebensstiländerung sollten die Werte nach ein bis zwei Monaten ermittelt werden. Damit können Sie dann auch erkennen, ob das Training (S. 89), die Entspannungsverfahren (S. 95) oder die Umstellung auf eine Vollwertkost (S. 75) die ersten Früchte tragen. Ein Abstand von weniger als drei Wochen ist nicht empfehlenswert, da es etwa drei bis vier Wochen dauert, bis nach einer Therapieänderung ein neuer stabiler Zustand eingetreten ist. Und bei gänzlich ungefährdeten Personen reichen sogar ab etwa dem 40. Lebensjahr Bestimmungen alle ein bis zwei Jahre völlig aus.

Warnung vor Risikoberechnung aus dem Labor

In Laboren oder Apotheken können Sie Cholesterinmessungen inklusive Risikobewertung vornehmen lassen. Werfen Sie sie am besten gleich in den Papierkorb, da die Software Ihre anderen Risikofaktoren nicht kennt. Manche Ärzte oder Internetdienste bieten eine Risikoberechnung an, die neben den (differenzierten) Cholesterinwerten auch das Alter und diverse Risikofaktoren erfasst. Diese Risikoberechnungen sind recht seriös, wenn sie auf großen, anerkannten Studien beruhen (z. B. PROCAM).

Bitte bedenken Sie aber: Die Berechnungen beruhen auf statistischen Erhebungen und gelten für ein großes Kollektiv. Im Einzelfall lässt sich ein Herzinfarkt niemals genau vorhersagen, sondern eben nur eine statistische Wahrscheinlichkeit angeben. Die Erfahrung zeigt, dass jemand mit einem Risiko von 1 Prozent durchaus einen Herzinfarkt erleiden kann, während ein anderer mit einem Risiko von 50 Prozent für eine koronare Herzkrankheit vielleicht zehn Jahre später an Krebs stirbt. Trotzdem hatte dieser ein 50-fach erhöhtes Risiko für einen Herzinfarkt.

Es können gar nicht alle Risikofaktoren berücksichtigt werden

Relativierend sollte auch nicht unerwähnt bleiben, dass diese Berechnung nur einige wenige Risikofaktoren berücksichtigt. Andere Risikofaktoren, die sich als bedeutsam erwiesen haben, bleiben außen vor: vitamin-, ballaststoff- und fischreiche Ernährung, der Homocysteinspiegel im Blut (S. 32), Stress, Bewegungsmangel, um nur einige aufzuführen. Hierdurch kann sich

WISSEN

Problemfall: hohes LDL und hohes HDL

Eine Personengruppe bereitet mir noch Kopfzerbrechen: diejenigen mit recht hohem Gesamtcholesterin, hohem LDL und auch hohem HDL, sodass der Quotient ziemlich gut ausfällt. Beispiel: Gesamtcholesterin 300 mg/dl, dabei LDL 180 mg/dl und HDL 90 mg/dl. Hat ein solcher Mensch ein hohes Gefäßrisiko, weil das Gesamtcholesterin mit 300 mg/dl und das LDL mit 180 mg/dl doch recht hoch sind? Ist der Schutz ziemlich gut, weil das HDL gute 90 mg/dl beträgt und der Quotient mit 2 auch niedrig ist? Oder heben sich Risiko und Schutz einfach auf? Um ehrlich zu sein: Ich weiß es nicht. Ich habe diese Frage, die in der Praxis gar nicht so selten vorkommt, verschiedenen »Cholesterinpäpsten« und der Lipidliga vorgelegt. Auch sie konnten mir die Frage nicht beantworten. Sie ist in Studien bisher einfach nicht gestellt worden. Wahrscheinlich ist für diese nicht ganz unwichtige Frage kein öffentliches Forschungsgeld vorhanden, während für die tausendste Studie für einen neuen Lipidsenker die Gelder der Pharmaindustrie nur so sprudeln. Daraus kann man der Pharmaindustrie keinen Vorwurf machen, wohl aber der Gesundheitspolitik und den Krankenkassen, die offensichtlich kein großes Interesse an wichtigen Fragen zu einer Non-Profit-Forschung haben.

das Risiko im Einzelfall enorm erhöhen. Ihr Risiko kann aber auch sehr viel niedriger liegen, wenn Sie beispielsweise regelmäßig Ausdauersport betreiben oder Entspannungstechniken beherrschen. Psychosoziale Faktoren, wie Sie z. B. mit Konflikten, Trauer, Ärger umgehen oder der soziale Rückhalt in Familie, Betrieb oder Verein spielen ebenfalls eine nicht zu vernachlässigende, aber schlecht messbare Rolle. Die Werte stellen also weder ein Todesurteil, noch einen Freifahrtschein für eine ansonsten sehr ungünstige Lebensweise dar. Wenn Sie das Ergebnis als Hinweis betrachten, sich um einen gesünderen Lebensstil zu bemühen, so hat sich die Berechnung für Sie gelohnt.

Risikofaktoren: Was Sie sonst noch im Auge behalten sollten

Wissenschaftler haben erkannt, dass Fettstoffwechselstörungen, Bluthochdruck, Übergewicht und Typ-2-Diabetes nicht voneinander abhängige Erkrankungen sind, sondern inhaltlich zusammengehören. Eine komplexe Erkrankung wie die Arteriosklerose verlangt nach einer ganzheitlichen Sichtweise. Dies bedeutet, dass alle Risikofaktoren gemeinsam betrachtet werden müssen – und ggf. auch zu behandeln sind.

Das Cholesterin ist bei der Vorbeugung und Behandlung arteriosklerotischer Erkrankungen ein aus der modernen Medizin nicht mehr wegzudenkender Faktor. Doch weder stellt ein niedriger Cholesterinwert eine Lebensversicherung dar noch bedeutet ein hohes Cholesterin ein unausweichliches Todesurteil. Manchmal scheint mir das Interesse fast ausschließlich auf das Cholesterin fixiert zu sein. Die wichtigsten klassischen Risikofaktoren sind neben dem Cholesterin:

- Diabetes mellitus
- hoher Blutdruck
- Übergewicht
- Rauchen
- erhöhte Harnsäure
- Stress

Diabetes

Es geht hier nicht um den Typ-1-Diabetes, sondern um den Typ-2-Diabetes, den man früher fälschlicherweise auch als Altersdiabetes bezeichnet hat. Er tritt zwar im Alter gehäuft auf, hat primär aber nichts mit dem Alter, sondern mit einer Insulinresistenz zu tun. Mittlerweile gibt es Tausende von Kindern und Jugendlichen, die an »Altersdiabetes« leiden. Man spricht von Diabetes, wenn ein Blutzuckerwert von mehr als 200 mg/dl gemessen wurde. Im Zweifel (bei verdächtigen Werten, z.B. nüchtern über 120, nach dem Essen über 160, aber noch unter 200 mg/dl) muss ein Glukosetoleranztest durchgeführt werden. Steht die Diagnose Diabetes fest, sollte nicht um jeden Preis der Blutzucker in einen normalen Bereich gebracht werden, sondern es sollte vielmehr ursächlich an der Krankheitsursache angesetzt und die Insulinresistenz behandelt werden. Eine Insulinresistenz entsteht durch Übergewicht, Bewegungsmangel, Stress, Rauchen und Mangel an für den Zuckerstoffwechsel wichtigen Nährstoffen (z.B. Zink).

Das metabolische Syndrom

Wissenschaftler haben heute erkannt, dass Fettstoffwechselstörungen, Bluthochdruck, Übergewicht und Diabetes mellitus Typ 2 bzw. eine gestörte Glukosetoleranz nicht völlig voneinander unabhängige Krankheiten sind, sondern inhaltlich zusammengehören. Es handelt sich vielmehr um unterschiedliche Facetten ein und derselben Krankheit, des metabolischen Syndroms. Syndrom kennzeichnet ein Bündel von verschiedenen Symptomen, metabolisch bedeutet, dass es sich um eine Störung des Stoffwechsels handelt. Das Bindeglied all dieser Störungen ist das Insulin.

Der Körper produziert eigentlich ausreichend Insulin, es funktioniert aber nicht mehr so gut, da der Stoffwechsel dagegen resistent geworden ist. Also muss die Bauchspeicheldrüse mehr Insulin produzieren, um den Blutzucker noch einigermaßen stabil zu halten. Hohe Insulinspiegel führen aber zu Bluthochdruck, Fettstoffwechselstörungen, Übergewicht (Insulin macht Hunger) und zu weiterer Insulinresistenz.

Wenn also mehrere der aufgeführten Faktoren vorliegen, dann ist ein metabolisches Syndrom wahrscheinlich. Ein gestresster, normal gewichtiger Mensch mit hohem Blutdruck und Cholesterin bei normalem Blutzucker weist in der Regel kein metabolisches Syndrom auf. Da das gleichzeitige Vorliegen mehrerer Symptome des metabolischen Syndroms mit einer enorm gesteigerten Wahrscheinlichkeit für Herzinfarkt und Schlaganfall einher geht, wird es auch als tödliches Quartett oder Kleeblatt bezeichnet. In der Schulmedizin werden Menschen mit dem metabolischen Syndrom meist mit Medikamenten behandelt, die die Insulinfreisetzung anheizen. Zum Teil spritzen sie sich auch Insulin. Der

WICHTIG

Bitte nicht nur am Symptom herumdoktern

Leider unterliegen viele Risikopatienten oder sogar Erkrankte der fatalen Fehleinschätzung, sie hätten schon alles getan, wenn sie nur brav ihr Aspirin zur Blutverdünnung, ihren Betablocker zur Blutdrucksenkung und ihr Statin zur Fettsenkung einnehmen. Vom behandelnden Arzt werden diese Patienten nicht selten in diesem Irrtum unterstützt: Die Engstelle am Herzen ist aufgedehnt oder gar mit einem Bypass versorgt worden, die verordneten Medikamente werden eingenommen, die regelmäßigen Kontrolluntersuchungen mit Labor, Belastungs-EKG etc. werden wahrgenommen – mehr kann man doch nicht tun ... Leider sind das alles nur rein symptomatische Behandlungen. Im Einzelfall durchaus richtig, aber sie gehen eben nicht an die Ursache. Hierzu bedarf es eben etwas mehr Aufwand. Aber dann haben Sie auch die Chance, die Krankheit langfristig wirklich zu besiegen.

Teufelskreis wird also verschärft. Richtiger wäre hingegen, diesen zu durchbrechen – mit Gewichtsreduktion und ausreichend Bewegung. Nähere Informationen hierzu unter www.habichtswaldklinik.de, dort »Informationen zu Krankheiten«.

Eckhardt F.

»Eigentlich fühle ich mich wohl und sehe keinen Anlass für Veränderungen.«

Eckhardt F. (62) ist Beamter im mittleren Dienst bei einer Bundesbehörde. Er muss sich und anderen nichts mehr beweisen und schiebt eine ruhige Kugel, wie man so sagt. Vom Stress kommen seine erhöhten Fettwerte also bestimmt nicht. Sport ist für ihn die Sportschau und das einarmige Reißen in der Halbliterklasse. Überhaupt mag er Bier sehr gern und dazu deftige Speisen. Für Schnitzel und Grillfleisch könnte er glatt sterben (und vielleicht wird er das eines Tages sogar). Sein Cholesterin ist mit 268 mg/dl mäßig erhöht, dabei allerdings bei einem niedrigen HDL von 33 mg/dl und einem LDL von 165 mg/dl (ungünstiger LDL-HDL-Quotient von 5!). Besonders hoch sind die Triglyceride mit 350 mg/dl. Eckhardt ist übergewichtig (BMI von 32,3 – das ist adipös) und nimmt wegen seines Bluthochdrucks einen Beta-Blocker.

Zuckertabletten hätte ich mir ja noch gefallen lassen, aber bei der Spritze hört für mich der Spaß definitiv auf.

Bei einer ärztlichen Routineuntersuchung wurden bei Eckhardt F. aber so hohe Blutzuckerwerte gefunden, dass der Arzt sofort mit einer Insulintherapie starten wollte. Zuckertabletten hätte Eckhardt sich ja noch gefallen lassen, aber bei der Spritze hörte für ihn der Spaß definitiv auf. Er suchte nach Alternativen und fand im Internet die Adresse einer auf Zucker- und Fettstoffwechselstörungen spezialisierten Klinik. Hier führte er ein zehntägiges Heilfasten durch, was zu einem Gewichtsverlust von 5 kg, zu einer Reduktion von Cholesterin und LDL um 20% (bei gleichbleibendem HDL) und sogar zur einer Absenkung der Triglyceride um 30% führte. Die Zuckerwerte wurden so gut, dass er weder eine Spritze noch Tabletten benötigte. Er gönnt sich nur noch eine Flasche Bier pro Woche (natürlich am Samstagabend), hat sich während der Fastenkur angewöhnt, täglich eine halbe Stunde Nordic Walking durchzuführen und schränkt seinen Fleischkonsum deutlich zugunsten von Salat und Gemüse ein. Hierunter hält er seine guten Ergebnisse nicht nur, sie werden im Laufe der nächsten Monate sogar noch besser.

Bluthochdruck (Hypertonie)

Erhöhter Blutdruck ist der stärkste Risikofaktor für den Schlaganfall und einer der wichtigen Risikofaktoren für die koronare Herzkrankheit. Man schätzt, dass allein durch eine vernünftige Blutdruckeinstellung mehrere zehntausend Todesfälle pro Jahr vermeidbar wären. Wie andere Risikofaktoren auch, verstärkt der Bluthochdruck die Wirkung der anderen Faktoren, z. B. von Fettstoffwechselstörungen. Eine medikamentöse Blutdruckeinstellung ist dann notwendig, wenn dies mit anderen Maßnahmen wie Gewichtsreduktion, Bewegung und Entspannung nicht ausreichend gelingt. Nach neuesten internationalen Statistiken gehört Deutschland zu den Industrienationen mit den meisten Hypertonikern, die dazu im weltweiten Vergleich am miserabelsten eingestellt sind.

Bewertung des Blutdrucks

Blutdruck	mmHg
optimal	≤ 120/80
im Rahmen	120–140/80–90
grenzwertig	140–160/90–95
sicher erhöht	≥ 160/95

Übergewicht

Entgegen der landläufigen Meinung ist Übergewicht nur mit einer leichten Erhöhung des Cholesterins, dafür aber mit einem starken Anstieg der Triglyceride verbunden. Dabei ist leider das »gute« HDL gleichzeitig erniedrigt. Gewichtsreduktion ist die beste Maßnahme zur Normalisierung der Blutfette. Nicht ganz unwichtig ist auch die Lokalisation des Körperfettes. Wir unterscheiden hier den Birnen- vom Apfeltyp. Der Apfeltyp (meist bei Männern mit »Bierbauch«) trägt zu schlechteren Blutfetten und einer erhöhten Erkrankungsrate für die Gefäße bei. Der Birnentyp (meist bei Frauen mit Hüftgold) ist nicht ganz so schlimm – zumindest was die Blutfette angeht.

Das Problem: Triglyceride

Cholesterin und Übergewicht hängen nicht sehr eng miteinander zusammen. Ganz anders die Triglyceride. Bereits geringe Gewichtsreduktionen machen sich meist in einer drastischen Senkung der Triglyceride bemerkbar. Aber auch der Patient mit erhöhtem Cholesterin sollte ein normales Gewicht anstreben, da diese beiden Risikofaktoren sich in ihrer Gefährlichkeit verstärken. Darüber hinaus ist das Übergewicht der Wegbereiter für andere Risikofaktoren wie Bluthochdruck, Diabetes oder erhöhtes Fibrinogen (siehe Seite 39). Zur Beurteilung des Gewichts werden heute hauptsächlich der BMI (Body-Mass-Index) und der Taillenumfang herangezogen. Beim BMI müssen Sie Ihr Gewicht zweimal durch Ihre Körpergröße in Metern teilen. Beispiel: Körpergewicht 85 kg, Größe 1,65 m.

$$\text{BMI} = \frac{85}{(1{,}65 \times 1{,}65)}.$$

Sie können es ganz einfach berechnen, indem Sie im Taschenrechner 85 geteilt durch 1,65 und noch mal geteilt durch 1,65 rechnen. Das Ergebnis lautet: 31,2

Beim Taillenumfang messen Sie den Bauchumfang oberhalb der Hüfte etwa in Höhe des Nabels.

BMI

BMI	Bewertung
‹ 20	Untergewicht (bei Frauen 19)
20–25	Normalgewicht
25–30	Übergewicht
30–40	Adipositas (Fettsucht)
› 40	extreme Adipositas

Taillenumfang (in cm)

	Frauen	Männer
gut	‹ 80	‹ 94
mäßig	80–88	94–102
schlecht	› 88	› 102

Rauchen

Jeder einzelne Faktor erhöht das Risiko für Gefäßkrankheiten. Je stärker und je länger, desto höher das Risiko. 20 Zigaretten pro Tag sind gefährlicher als zehn. 20 Jahre mit einem schlecht eingestellten Blutdruck herumzulaufen ist schlimmer als zehn Jahre. Die Kombination der einzelnen Faktoren potenziert nochmals das Risiko ganz enorm. Sie müssen also an jedem einzelnen Faktor arbeiten und ihn optimal einstellen. Wenn in der Verwandtschaft Herzinfarkte oder Schlaganfälle aufgetreten sind, dann sollten Sie noch ein bisschen strenger sein. Wenn Sie selbst schon von einer Gefäßkrankheit betroffen sind, dann sollten Sie bei allen Risikofaktoren Ihr Möglichstes tun. Rauchen allein ist ein starker Risikofaktor für Arteriosklerose. In Verbindung mit weiteren Risikofaktoren ist Rauchen tödlich!

Sabine M.

»Ich bin immer schlapp, meine Blutfettwerte sind erhöht und ich nehme weiter zu, obwohl ich mich sehr zügle.«

Sabine M. (35) fühlte sich seit einiger Zeit abgeschlagen und antriebsarm. Bei einer Routinelaboruntersuchung fand der Arzt erhöhte Blutfettwerte (Cholesterin 243 mg/dl, Triglyceride 255 mg/dl, HDL und LDL waren nicht bestimmt worden). Der Arzt riet Sabine daraufhin, Eier zu meiden und sich insgesamt fettarm zu ernähren, wobei sie Eier ohnehin nicht mochte und sich schon seit einigen Monaten fettarm ernährte, da sie immer mehr zunahm. Im Internet fand sie heraus, dass all ihre Symptome zu einer Schilddrüsenunterfunktion passen könnten. Ihr Hausarzt führte mehr wider- als bereitwillig eine Untersuchung des Schilddrüsenwertes durch, der nach seinen Angaben aber völlig normal war. Nach einem halben Jahr brachte Sabine M. weitere 3 kg auf die Waage, obwohl sie sich zügelte und dazu zwang – trotz Erschöpfung – jeden Tag eine halbe Stunde spazieren zu gehen. Schließlich suchte sie auf eigene Kosten einen privaten Stoffwechselspezialisten auf. Das Gesamtcholesterin war auf 271 mg/dl, die Triglyceride sogar auf 280 mg/dl angestiegen, das HDL war mit 39 mg/dl sehr niedrig, das LDL mit 176 mg/dl erhöht, was einen ungünstigen LDL-HDL Quotienten von über 4,5 ergab. Der Schilddrüsenwert TSH war mit 5,5 mIU/l deutlich über die Norm von 0,4–4 mIU/l erhöht. Warum hatte der Hausarzt dies nicht rechtzeitig erkannt, obwohl die Patientin ihn sogar darauf hingewiesen hatte? Der Spezialist klärte Sabine auf: Der TSH-Wert beim Hausarzt lag mit 3,9 mIU/l noch in der Norm, weshalb dieser Entwarnung gegeben hatte. Doch nach neuesten Erkenntnissen beginnt eine Schilddrüsenunterfunktion bereits ab Werten von 2–2,5 mIU/l, doch sie muss nicht immer behandelt werden, wenn keine Symptome vorliegen.

Ich soll mich fettarm ernähren – aber das tu ich schon seit Monaten.

Die Antikörperuntersuchungen ergaben zudem, dass eine Hashimoto-Thyreoiditis vorliegt. Die konventionelle Therapie besteht darin, mit Schilddrüsenhormonen (Thyroxin) die Stoffwechselsituation zu normalisieren. Die ganzheitliche Therapie ergänzt Selen und Vitamin D, um den Autoimmunprozess etwas abzubremsen. Nach dreimonatiger langsamer Steigerung der Thyroxindosis bis auf 75 µg lag Sabine M. mit ihrem TSH bei 1,7 mIU/l (optimal 1–2), Cholesterin und Triglyceride waren bei gleichzeitiger Normalisierung des LDL-HDL-Quotienten auf unter 200 mg/dl gesunken. Sie nahm etwa 1 kg pro Monat ab, obwohl sie nicht weniger aß, und sie hatte wieder mehr Antrieb und Lebenslust.

Endlich habe ich wieder mehr Antrieb und Lebenslust.

Erkrankungen, die negativ die Blutfette beeinflussen

Wenn Sie schon unter einer Fettstoffwechselstörung leiden, dann sollten Sie prüfen, ob eine der erwähnten Krankheiten vorliegt. Schilddrüsenunterfunktion, Einschränkung der Nierenfunktion, verschiedene Lebererkrankungen oder Morbus Cushing können den Cholesterinspiegel ansteigen lassen.

Schilddrüsenunterfunktion

Meist wird die Schilddrüsenunterfunktion (Hypothyreose) bei einer Routineuntersuchung des Blutes zufällig entdeckt. Wenn Sie jedoch in letzter Zeit auffällig antriebsarm sind, das Gewicht trotz wenig Essen zunimmt und Sie mehr frieren als früher, dann sollten Sie sich untersuchen lassen. Eine einfache Blutuntersuchung (TSH) deckt die Störung rasch auf. Die Behandlung ist denkbar einfach (Jod bei Jodmangel, Schilddrüsenhormon bei Autoimmunerkrankung der Schilddrüse) und Cholesterin und Triglyceride sinken dann rasch wieder ab. Achtung: Wenn Sie den Schilddrüsenwert TSH beim Arzt bestimmen lassen, dann hören Sie häufig: »Alles im grünen Bereich!« Lassen Sie sich den Wert unbedingt zeigen. Der Normalwert liegt bei 0,4–4 mIU/l. Der optimale Bereich liegt jedoch bei 1–2! Wenn Sie also einen Wert von 2,5 haben, dabei Symptome einer Unterfunktion aufweisen (z. B. auch eine Erhöhung der Blutfette – allein würde dieses Symptom nicht ausreichen), dann würde ich diesen Wert bereits behandeln. Bei der Hashimoto-Thyreoiditis handelt sich um eine Autoimmunerkrankung, bei der das Immunsystem die eigene Schilddrüse angreift und langsam zerstört, sozusagen ein »Rheuma der Schilddrüse«, an der 1–2 % der westeuropäischen Bevölkerung (Frauen häufiger als Männer) leiden. Nähere Informationen hierzu unter www.habichtswaldklinik.de → Informationen zu Krankheiten → Hashimoto.

Eine deutliche Einschränkung der Nierenfunktion

(Kreatininwert deutlich über 2 mg/dl) geht oft mit einer kombinierten Fettstoffwechselstörung einher. Nach einer Nierentransplantation wird es leider nicht besser, da die dann erforderlichen Medikamente zum Erhalt der neuen Niere (Kortison, Cyclosporin) auch die Fette erhöhen.

Morbus Cushing

Beim Morbus Cushing kommt es infolge einer vermehrten Kortisonausschüttung durch einen gutartigen Tumor der Nebenniere zu einem Anstieg des Cholesterins. Bei bestimmten Tumoren der Hirnanhangdrüse (Hypophysenadenom mit ACTH-Bildung) kommt es indirekt über eine Stimulation der Kortisonproduktion der Nebenniere zum gleichen Effekt. Diese Erkrankungen gehen oft mit Fettsucht (besonders am Stamm, weniger an den Gliedmaßen) und einem Vollmondgesicht einher. Sollten Sie solche Veränderungen an sich beobachten, sollten Sie den Kortisonspiegel in Ihrem Blut bestimmen lassen.

Verschiedene Lebererkrankungen

Bei bestimmten Lebererkrankungen (z. B. Lebertumoren, Leberentzündungen) kann auch das Cholesterin ansteigen – besonders wenn diese mit einer Störung des Galleabflusses (Cholestase) verbunden sind. Die Gallenflüssigkeit ist sehr cholesterinhaltig und trägt zur »Cholesterinausleitung« bei. Bei der Cholestase färbt sich oft die Haut gelb und/oder der Urin dunkel. Eine Therapie ist hier unabdingbar.

Folgende Erkrankungen wirken auf den Cholesterin- und Triglyceridspiegel

Erkrankung	erhöht Cholesterin	erhöht Triglyceride
Schilddrüsenunterfunktion	X	X
deutliche Einschränkung der Nierenfunktion	X	X
Morbus Cushing	X	
Hypophysenadenom	X	
Anorexia nervosa (Magersucht)	X	
bestimmte Lebererkrankungen	X	
Alkoholismus		X
Diabetes mellitus		X
Adipositas (starkes Übergewicht)		X
HIV/AIDS	X	
Glykogenspeicherkrankheiten (selten)	X	

Weitere wichtige Risikofaktoren

In der Öffentlichkeit sind folgende Faktoren kaum bekannt:

- Homocystein
- Lipoprotein(a)
- Fibrinogen
- hochsensitives CRP
- Lipidperoxidation (S. 37)

Und nur wenige Kardiologen oder Hausärzte messen diese Faktoren bei ihren Patienten. Doch die Forschung ist keineswegs stehen geblieben. Viele Risikofaktoren sind verdächtigt worden, um einige hat es viel Wirbel gegeben, dann ist es wieder sehr still geworden (z. B. Infekte mit Chlamydien). Ich möchte Ihnen hier fünf weitere Faktoren vorstellen, für deren Bedeutung es mittlerweile zahlreiche wissenschaftliche Belege gibt. In der Fachwelt werden sie nicht mehr bestritten. Allgemein durchgesetzt haben sie sich aber noch nicht. Woran das liegt, dazu später mehr.

Bestimmen Sie Homocystein

Homocystein ist eine Aminosäure. Es entsteht ständig in unserem Stoffwechsel, ist relativ nutzlos, wird aber in andere Aminosäuren (die dann Eiweiße bilden) umgebaut. Geschieht dies nur unzureichend, dann steigt der Homocysteinspiegel im Blut an, was das Risiko sowohl für Arteriosklerose als auch für Thrombosen erhöht. Die Gefäße können leichter verengen, es kann sich noch leichter ein Gerinnsel bilden, was letztlich zum Gefäßverschluss, zum Infarkt führt. Studien haben erforscht,

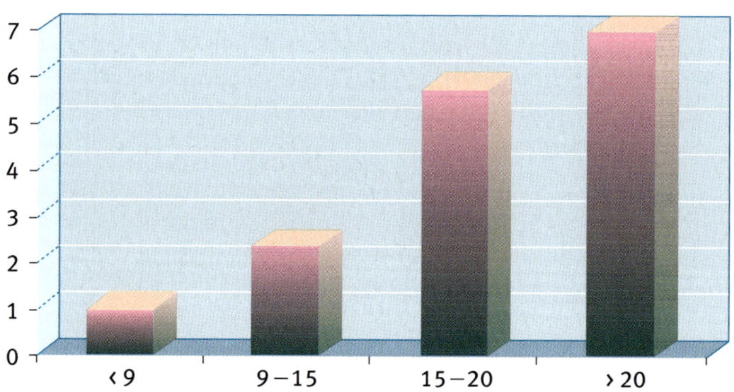

◀ Relatives Risiko für eine koronare Herzkrankheit in Abhängigkeit von Homocystein.

dass bereits leichte Homocysteinerhöhungen das Risiko so stark erhöhen wie deutliche Cholesterinerhöhungen.

Die allenthalben in Arztpraxen und Apotheken feilgebotene Cholesterinmessung ist zwar gut und schön – an das für die Prognose wichtigere Homocystein denken jedoch die wenigsten Ärzte. Das Risiko für Todesfälle durch Herzinfarkt oder Krebs verdoppelt sich nach epidemiologischen Studien bereits bei leichten Erhöhungen zwischen 10 und 15 µmol/l. Dies gilt für die meisten Labors noch als Normbereich. Bei Werten über 15 ist das Risiko für Todesfälle (nicht nur für Erkrankungen) bereits vervielfacht. Etwa ein Drittel der Bevölkerung kommt auf Werte über dem Optimalwert von zehn. Bei Patienten, deren Gefäßerkrankung durch die üblichen Risikofaktoren nicht recht erklärbar erscheint, wird man sogar noch häufiger fündig – entweder mit dem Homocystein oder einem der anderen »neuen« Risikofaktoren.

Warum Ärzte so selten auf diesen Wert achten

Die Antwort lautet: Die Therapie ist zu einfach! Unser Stoffwechsel benötigt zum Abbau des Homocysteins die Vitamine B_6, B_{12} und Folsäure – und zwar alle drei zusammen. Unter einer ausreichend dosierten Vitamintherapie kann man nahezu jeden Homocysteinwert in den Normbereich bringen (S. 106). Ich behaupte nun: Wenn das Homocystein nicht mit Vitaminen, sondern mithilfe eines synthetischen Medikaments gesenkt würde, so gäbe es Pharmafirmen, die Patente darauf hielten, die Kongresse veranstalten würden und deren Referenten den Arzt in der Praxis dazu anhalten würden, dieses so unglaublich wichtige Medikament ihren Patienten zu verschreiben. So besteht die Therapie aber nur aus preiswerten Vitaminen, für die es sich nicht lohnt, großartig Werbung zu machen, weil die Investitionen als Profit gar nicht wieder reinkommen können.

Die Homocysteinsenkung ist in den Leitlinien der amerikanischen Kardiologen verankert: Seit einigen Jahren ist es gesetz-

WISSEN

Homocysteinwert in der Kritik

In den letzten Jahren ist das Homocystein etwas in Verruf gekommen, weil in Studien nicht der erwartete Nutzen gefunden werden konnte. Schaut man sich diese Studien genauer an, so erweisen sich diese, und besonders die Interpretation der »negativen Resultate«, als äußerst fragwürdig. Wenn Sie also das Homocystein bei Ihrem Arzt erwähnen, müssen Sie mit ablehnenden Reaktionen rechnen. Ich selbst bestimme das Homocystein nach wie vor bei meinen Risikopatienten und senke es, wenn die Werte erhöht sind. Aus Platzgründen können wir die kontroverse Diskussion nicht weiter ausführen, nähere Informationen finden Sie unter www.habichtswaldklinik.de → Informationen zu Krankheiten.

liche Vorschrift, dass alle industriell hergestellten Getreideprodukte mit Folsäure angereichert werden, um das Homocystein in der Gesamtbevölkerung zu senken. Man kann über eine solche Zwangsvitaminisierung durchaus geteilter Meinung sein – unter dem Aspekt der Verhütung von Arteriosklerose macht es durchaus Sinn.

Lipoprotein(a): ähnelt LDL, ist aber noch gefährlicher

Lipoprotein(a) (sprich: Lipoprotein klein a) ist ein Fetteiweiß, welches dem LDL-Cholesterin sehr ähnlich ist. Es fördert sowohl Arteriosklerose als auch Thromboseneigung. Die Höhe ist zu einem großen Teil erblich festgelegt. Der Wert sollte 0,3 g/l nicht übersteigen. Lp(a) potenziert die schädliche Wirkung anderer Risikofaktoren, besonders des LDL-Cholesterins. Wie kann man Lp(a) senken? Das ist eine schwierige, bis heute nicht zu beantwortende Frage – jedenfalls was eine Senkung mit einfachen Maßnahmen angeht.

Im Gegensatz zum LDL lässt sich Lp(a) nicht mit einer Diät oder Cholesterinsynthesehemmern senken. Hohe Dosen Vitamin C sollen Lp(a) reduzieren, was ich aus eigener Erfahrung leider nicht bestätigen kann. Eine besondere Blutwäsche ist in der Lage, Lp(a) aus dem Blut zu filtern. Diese sehr aufwendige und kostspielige Maßnahme kommt allerdings nur für Menschen mit einer ausgeprägten familiären Fettstoffwechselstörung infrage. Ferner wird berichtet, dass hohe Dosen von Nikotinsäure oder ACC Lp(a) reduzieren sollen. Für Nikotinsäure wurden in Studien immerhin Reduktionen von etwa 20 Prozent beschrieben. Bei ACC sind die Daten noch widersprüchlich. Einzige Konsequenz: Wenn das Lp(a) erhöht ist, dann müssen alle anderen Risikofaktoren noch besser eingestellt sein.

Fibrinogen: der Blutklebstoff

Fibrinogen ist ein Gerinnungsfaktor. Überall, wo eine Wunde auftritt, wirkt Fibrinogen als Kleber und hilft, die Wunde zu verschließen. Es schützt uns daher vor dem Verbluten. Wenn wir eine Verletzung an der Innenwand eines Gefäßes haben, dann will das Fibrinogen uns auch vor dem Verbluten schützen und schließt diese zu. Dabei kann es zu einem Gerinnsel (Thrombus) kommen, der das Gefäß verschließt – wir haben einen Infarkt. Fibrinogen ist also eigentlich gut für uns. Doch zu viel davon erhöht das Thromboserisiko. Mehr als 4,5 g/l sollten wir nicht im Blut haben, besser wären sogar weniger als 3 g/l. Fibrinogen ist nämlich der bedeutendste Faktor für die Viskosität, also die Dickflüssigkeit des Blutes.

Es fördert darüber hinaus die Fähigkeit der Blutplättchen, zusammenzuklumpen und Gerinnsel zu bilden. Bei hohen Werten kommt es nachweislich zu mehr Herzinfarkten und Schlaganfällen, der Schweregrad der koronaren Herzerkrankung nimmt zu und Bypässe verschließen sich schneller.

Einflussfaktoren von Fibrinogen

Erhöhung durch:	Senkung durch:
Alter	Alkohol
Rauchen	Bewegung
Diabetes	Omega-3-Fettsäuren
LDL-Cholesterin	HDL-Cholesterin
Gewicht	
Wechseljahre	

Wie Sie sehen, gibt es einiges, das wir nicht beeinflussen können (z.B. Alter oder Wechseljahre). Alle anderen Faktoren können Sie aber durchaus verändern: die Zufuhr von Omega-3-Fettsäuren, Rauchen oder Bewegung. Fatal ist, dass ein schlecht eingestellter Diabetes das Fibrinogen anhebt und beide Faktoren zusammen das Arteriosklerose- und Thromboserisiko enorm erhöhen. Alkohol in geringen Mengen senkt das Fibrinogen. Allerdings müssen Sie bedenken, dass mit Alkohol eine Gewichtsabnahme nur sehr schwer möglich ist. Wenn Sie bereits ein normales Gewicht haben, keinen Bluthochdruck, keine Fettleber, keine erhöhte Harnsäure und keine erhöhten Triglyceride vorliegen, dann dürfen Sie sich gern ein Schlückchen genehmigen. Wenn nicht, dann sollten Sie darauf hinarbeiten, dass Sie sich wieder ein Schlückchen erlauben dürfen.

Hochsensitives CRP: der Entzündungsmarker

In den letzten Jahren hat sich die Erkenntnis durchgesetzt, dass die Arteriosklerose auch eine Entzündungskrankheit ist. Das CRP (C-reaktives Protein) steigt bei jeder Entzündung im Körper an. Je mehr Entzündungsneigung im Körper vorhanden ist, desto rascher schreitet die Arteriosklerose voran. Um diese Art von Entzündung beurteilen zu können, reicht das übliche CRP allerdings nicht aus. Darum haben Laborärzte das sogenannte hochsensitive CRP entwickelt, welches auch den Bereich weit unterhalb der Werte, wie bei akuten Entzündungen, exakt anzeigt.

Wenn es gelingt, die Entzündungsneigung im Körper zu minimieren, dann sinkt auch das CRP und man erwartet einen langsameren Arterioskleroseprozess. Von den Medikamenten haben Acetylsalicylsäure (= ASS, z.B. Aspirin) und auch die modernen Cholesterinsynthesehemmer (Statine, z.B. Sortis) einen CRP-senkenden Effekt. Möglicherweise ist das mit ein Grund dafür, dass behandelte Patienten mit einer koronaren Herzerkrankung eine geringere Sterblichkeit aufweisen. Der Nutzen der Statine liegt also nicht nur in der Cholesterin-, sondern auch in der CRP-Senkung.

WICHTIG

Omega-3-Fettsäuren schützen

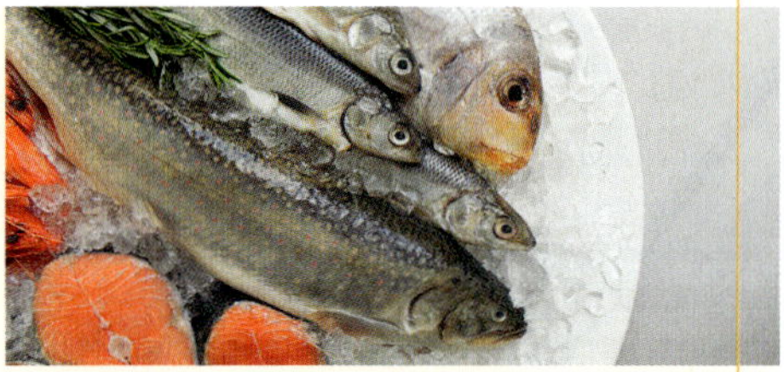

Omega-3-Fettsäuren haben entzündungshemmenden Effekt: Daher gibt es bei Eskimos weniger Rheuma und andere entzündliche Erkrankungen. Greifen Sie zu: fetter Kaltwasserfisch, z. B. Lachs, Makrele, Hering, Thunfisch, mehrmals in der Woche sowie Leinöl – mindestens 1 Esslöffel täglich in Suppen oder Salatsaucen. Auch Hanf- und Rapsöl sind reich an Omega-3-Fettsäuren – wenn auch nicht ganz so wie das Leinöl. Gleichzeitig sollten Sie »entzündungsfördernde Fettsäuren«, wie z. B. die Omega-6-Fettsäuren (die Linolsäure in Sonnenblumen- und Distelöl), vor allen Dingen aber arachidonsäurehaltige Lebensmittel, wie z. B. Fleisch, Wurst und fette Milchprodukte weitgehend meiden.

Für wen kommen die Spezialuntersuchungen infrage?

Jeder Gesunde kann diese Werte innerhalb eines Check-ups bestimmen lassen – z. B. irgendwann zwischen dem 40. und 50. Lebensjahr. Lassen Sie Fibrinogen und hochsensitives CRP nicht während eines Infekts oder einer Entzündung bestimmen, da dann die Werte erhöht sein können. Jeder Patient mit mindestens einem gravierenden Risikofaktor (z. B. Rauchen, Bluthochdruck) sollte diese Werte bestimmen lassen (Diabetiker gehören also von vornherein dazu). Und jeder von einer arteriosklerotischen Erkrankung Betroffene muss diese Werte bestimmen lassen. Hierzu gehören: koronare Herzkrankheit, Herzinfarkt, Schlaganfall, Verengungen der Halsschlagader, arterielle Verschlusskrankheit der Beine, Mikroangiopathie an Auge oder Niere.

Warum Ärzte die Untersuchungen nicht vornehmen

Vielen Ärzten sind diese Faktoren noch unbekannt oder zu neu. Sie können sie weder richtig interpretieren, noch die therapeutischen Konsequenzen in die Wege leiten. Warum auch? An der Uni haben sie es nicht gelernt. Und ärztliche Fortbildungen haben diese Faktoren nur selten zum Thema. Darüber hinaus sind Fortbildungen meist von Pharmafirmen gesponsert. An solchen Themen haben diese jedoch kein Interesse, weil die Unternehmen faktisch nichts daran verdienen: Homocystein und Co. lassen sich nur mit einer veränderten Lebensweise, mit naturheilkundlichen Medikamenten ohne große Gewinnspanne oder überhaupt nicht beeinflussen.

Darüber hinaus scheuen Ärzte die Laboruntersuchungen, da sie deutlich teurer sind als die herkömmlichen. Kassenärzte könnten sie zwar über die gesetzliche Kasse abrechnen, tun dies aber nicht, weil sie damit ihr Laborbudget ruinieren. Sie könnten in einen Regress kommen. Und einen Regress fürchtet der Kassenarzt wie der Teufel das Weihwasser: Er kostet viel Zeit, Nerven und Geld – die Kasse fordert das Geld bei Budgetüberschreitungen nämlich vom Arzt zurück. Und welcher Arzt will das schon?

Die Kosten betragen (nach GOÄ)

Bestimmung von	entstehende Kosten
Homocystein	38,21
Lipoprotein(a)	20,11
CRP sensitiv	13,41
Fibrinogen	6,70
Lipidperoxidation	30,16
	Summe:
	108,59 Euro

Drängen Sie auf die Bestimmung dieser Werte. Bezahlen Sie sie notfalls aus eigener Tasche. Seien Sie es sich wert. Für die Kosten eines Abendessens in einem guten Restaurant erhalten Sie wertvolle Informationen, die für Sie Jahre Ihres Lebens bei guter Lebensqualität bedeuten können. Eine einmalige Bestimmung reicht in der Regel aus. Nur wenn ein Wert zu hoch ist, sollten Sie ihn drei Wochen bis drei Monate nach Einleitung einer entsprechenden Therapie kontrollieren lassen.

Widersprüchliche Studien

Die gegenwärtige Datenlage rechtfertigt (noch) nicht die Gabe der Vitamine C oder E nach dem Gießkannenprinzip. Eine Studie erbrachte widersprüchliche Ergebnisse. Vitamin C und E sind natürliche Antioxidanzien. In Studien fand man heraus, dass die Höhe des Vitamin-E- oder des Vitamin-C-Spiegels mit der Rate an Herztodesfällen zusammenhängt, d. h. je höher der Spiegel an diesen antioxidativen Vitaminen war, desto weniger Erkrankungen. Solche epidemiologischen Studien an größeren Menschengruppen sind hinweisend, aber nicht beweisend. Beweisend ist allein die sogenannte Interventionsstudie, bei der die Wirksamkeit einer Therapie kontrolliert gemessen wird.

Die Studie trägt ihren Namen »Chaos« zurecht. Es gibt hierzu mittlerweile eine ganze Reihe von Studien, die leider widersprüchliche Ergebnisse liefern. Eine Studie ist die sogenannte CHAOS-Studie. Dabei fand man heraus, dass in der mit Vitamin E behandelten Gruppe etwa ¾ weniger nichttödliche Herzinfarkte auftraten. Die Gesamtsterblichkeit, die doch eigentlich auch hätte absinken müssen, war jedoch genauso hoch wie in der mit Plazebo behandelten Gruppe. Eine befriedigende Erklärung für dieses widersprüchliche Ergebnis gibt es leider nicht. Die Studie trägt ihren Namen »Chaos« also völlig zurecht. In anderen Studien fand man auch keine Schutzeffekte durch antioxidative Vitamine. Teilweise waren die Ergebnisse in den mit Vitaminen behandelten Gruppen sogar etwas schlechter.

Oxidiertes Cholesterin – die eigentliche Gefahr

Oxidiertes LDL ist gewissermaßen ranzig gewordenes Fett in unserem Körper. Der Körper kann es nicht mehr gebrauchen, es ist fremd für ihn geworden. Darum entsorgt er es auch, wie er sonst Schadstoffe oder Bakterien behandeln würde: Unsere weißen Blutkörperchen, die als sogenannte Fresszellen agieren, fischen LDL aus dem Blut. Der normale Abbauweg steht für oxidiertes LDL nicht mehr zur Verfügung. Wenn sich viel LDL im Blut befindet und wenn davon noch viel oxidiert ist, dann müssen die Fresszellen (Makrophagen) Schwerstarbeit leisten. Sie überfressen sich, bis sie platzen: Und das freigewordene LDL-Cholesterin stellt einen der ersten Schritte zur Arteriosklerose dar.

▼ Wenn Fresszellen an der Gefäßwand reichlich oxidiertes Cholesterin aufnehmen, ist das einer der ersten Schritte zur Arteriosklerose.

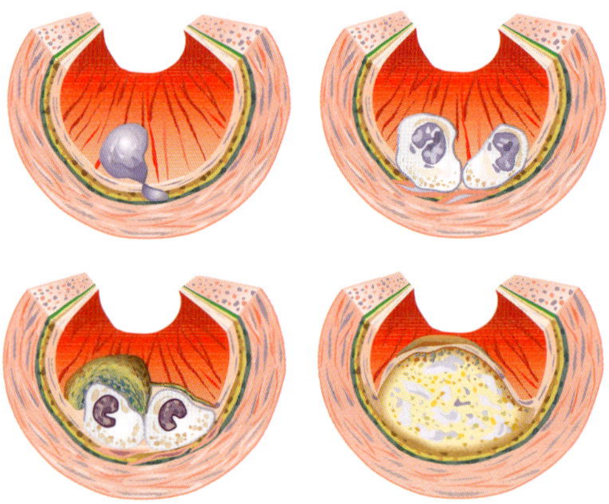

Cholesterin senken, Oxidation vermeiden

Ziel einer erfolgreichen Cholesterinbehandlung muss es also sein, nicht nur das Cholesterin zu senken, sondern auch die Oxidation von Cholesterin zu verhindern. Interessanterweise wirken die modernen Fettsenker nicht nur cholesterinsenkend, sondern weisen auch antioxidative Effekte auf. Daher empfehlen Kardiologen bestimmten Risikogruppen ein solches Statin in jedem Fall – selbst wenn das Cholesterin im Blut schon sehr niedrig ist. Möglicherweise spielt hier die Antioxidation eine wichtigere Rolle als die Cholesterinsenkung selbst.

Wir Ärzte beobachten immer wieder Patienten, die trotz Cholesterinwerten von weit über 300 mg/dl bis ins hohe Alter von jeglicher Arteriosklerose frei bleiben. Haben diese Menschen so viele andere Schutzfaktoren (z. B. niedrigen Blutdruck, sehr niedriges Homocystein, regelmäßiger Ausdauersport, wenig Stress)? Oder sind deren Organismen lediglich mit besonders wenig oxidiertem LDL belastet? Dies wurde bislang noch nicht untersucht. In der Medizin herrscht leider noch immer größeres Interesse daran zu erforschen, warum Menschen krank werden als daran, warum sie gesund bleiben – obwohl die Beantwortung dieser Frage für unser ganzes Gesundheitssystem wie auch für den einzelnen Menschen doch viel bedeutsamer wäre.

Vieles spricht dafür: Vitamin E plus Vitamin C

Ich erzähle Ihnen dies nicht, um sie zu verunsichern, sondern damit Sie gut informiert sind. Ich würde Ihnen viel lieber empfehlen: Nehmen Sie dieses Vitamin und jenen Mineralstoff ein und sie bekommen nie wieder einen Herzinfarkt! Das ist schön, das ist einfach und manche sprechen solche Empfehlungen vollmundig aus (und verdienen recht gut an den von ihnen vertriebenen Vitalstoffpräparaten). Die Datenlage gibt meines Erachtens eine solch eindeutige Empfehlung derzeit (noch) nicht her. Und ich möchte Sie gern differenziert und umfassend informieren. Ich möchte Ihnen ehrlich sagen, was Fakt, was Vermutung und was pure Spekulation ist. Doch woran kann es liegen, dass die Studien nicht so verliefen, wie dies erwartet und erwünscht war? Vielleicht daran, dass Wissenschaftler in vereinfachender Weise Nährstoffe wie einen Betablocker oder ein Statin erforschen und die Komplexität von Nährstoffen und ihre Reaktionen im Körper ungenügend berücksichtigen?

Sinnvolle Kombination

Mehrere hundert Patienten mit Verkalkungen in der Halsschlagader erhielten zufällig verteilt (randomisiert) entweder Vitamin E, Vitamin C, beides oder ein Plazebo. Nach einigen Jahren wurde mit Ultraschall die Zunahme der Arteriosklerose gemessen. In der Plazebogruppe nahmen die Ablagerungen jährlich um durchschnittlich 20 µm zu, in der Vitamin-C-Gruppe waren es nur 18 µm und in der Vitamin-E-Gruppe nur 17 µm. Diese Unterschiede waren aber zu klein, um als Beweis für einen Nutzen von Vitamin C oder E zu gelten.

Für Überraschung sorgte die Gruppe mit der kombinierten Behandlung: Bei Einnahme von Vitamin C und E betrug die durchschnittliche Zunahme der Verkalkungen nur 11 µm. Dieser Unterschied war statistisch signifikant – und auch relevant. Möglicherweise müssen wir also nicht nur einen antioxidativen Wirkstoff einsetzen, sondern eine sinnvolle Kombination aus verschiedenen, sich ergänzenden antioxidativen Nährstoffen wählen. In letzter Zeit gab es (wieder einmal) Pressemitteilungen, die sogar vor Vitamin-E-Einnahme warnten, weil die Sterblichkeit unter den Vitamingaben sogar größer sei. Aus Platzgründen möchte ich auf diese Diskussion hier nicht eingehen (auf der Internetseite www.habichtswaldklinik.de → Informationen zu Krankheiten → Vitamin E können Sie mehr zu diesem Thema lesen).

Auch Ihre Ernährung können Sie um einige Antioxidanzien ergänzen. Jegliches Obst und Gemüse ist reich an antioxidativen Vitaminen (wenn es nicht gerade zerkocht ist). Darüber hinaus enthalten diese Lebensmittel aber auch noch viele sogenannte sekundäre Pflanzenstoffe, die antioxidativ wirken. Das sind natürliche Substanzen, die zwar keinen Nährstoffcharakter haben, aber mit denen die Pflanze sich selbst vor Oxidation, wie z. B. durch den Luftsauerstoff oder durch die UV-Strahlung, schützt. Einige Lebensmittel schützen besonders gut vor Oxidation.

Gemüse liefert antioxidative Nährstoffe

Eine gute Versorgung mit antioxidativen Nährstoffen über die Ernährung ist sicher nicht schädlich, wahrscheinlich sogar sehr nützlich. Im Gegensatz zu den enttäuschenden Studien mit Vitaminpillen hat sich eine weitgehend vegetarische Kost als guter Schutz vor Herzinfarkten erwiesen. Vegetarier starben in Studien nur halb so häufig an Herzinfarkten wie »Fleischfresser«. Das liegt möglicherweise an der niedrigeren Cholesterinzufuhr, vielleicht aber auch an der höheren Zufuhr antioxidativer Nährstoffe. Eine überwiegend vegetarische Kost sollte immer die Grundlage auch einer antioxidativen Therapie sein. Wenn Sie sie dann noch als Sahnehäubchen mit einer sinnvollen Kombination verschiedener Vitalstoffe ergänzen, dann machen Sie wahrscheinlich alles richtig (S. 105).

▼ Lycopin aus Tomaten ist möglicherweise noch wertvoller als die Karotinoide in Karotten.

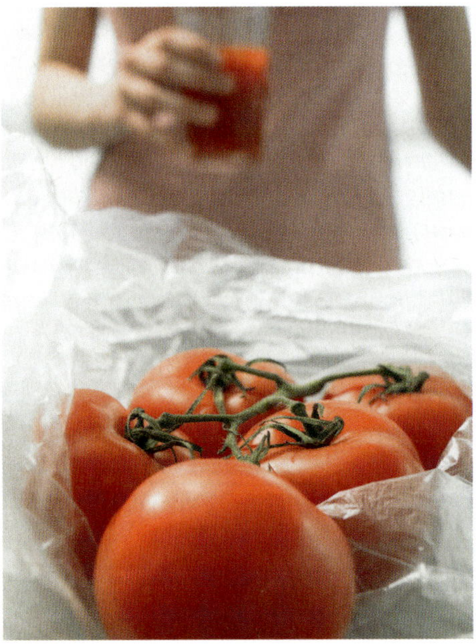

Antioxidanzien zum Essen

Grüntee enthält Katechine, die für den Schutz vor Herzinfarkt und Krebs verantwortlich sein sollen. Die Langlebigkeit der Asiaten im Vergleich zu Westeuropäern wird u. a. auf den Grüntee zurückgeführt. Schwarztee enthält durch die Fermentation bei seiner Herstellung zwar auch noch, aber viel weniger von diesen antioxidativen Inhaltsstoffen. Wenn Sie schon morgens ein koffeinhaltiges Getränk zu sich nehmen, warum dann nicht einmal den gesunden Grüntee? Viele mögen ihn wegen seines etwas strohigen oder grasigen Geschmacks nicht. Es gibt mittlerweile aber so viele verschiedene, auch aromatisierte Sorten, dass jeder eine für ihn geeignete Grünteesorte findet.

Tomaten liefern wertvolles Lycopin. Dies ist ein Karotinoid, welches dem Beta-Karotin aus der Karotte ähnlich, möglicherweise aber noch wertvoller ist. Im Gegensatz zu vielen anderen Nährstoffen ist es nicht hitzeempfindlich, d. h. Lycopin entfaltet seine Wirkung auch noch als Tomatensauce, Tomatenmark, ja selbst als Ketchup oder auf der Pizza Margherita. Nehmen Sie jeden Tag eine Portion Tomate zu sich – als Sugo zu Pasta, als Tomatensaft oder als -salat.

Rotwein: Endlich sagt Ihnen jemand, dass Rotwein sogar gesund ist und Sie ihn nicht nur trinken dürfen, sondern dies sogar sollen. Im Kapitel über den Alkohol werde ich Ihnen zwar den einen oder anderen Tropfen Wermut in den Rotwein träufeln, aber an dieser Stelle sei der Rotwein tatsächlich gelobt – und zwar wegen seiner antioxidativen Polyphenole. Der en barrique hergestellte (also in Eichenfässern) gelagerte Rotwein wirkt sogar noch antioxidativer – durch die aus dem Holz gelösten Tannine. Die wertvollen Wirkstoffe sind natürlich nicht nur im Wein, sondern auch im Saft und in den Trauben enthalten. Sie dürfen also ein Gläschen Rotwein trinken, müssen es aber auch nicht – Saft und Trauben tun es auch. Übrigens: Auch Weißwein wirkt antioxidativ.

Granatapfel: In den letzten Jahren mehren sich die Erkenntnisse über die antioxidative Bedeutung des Granatapfels. Die Wirkung soll die der bereits bekannten antioxidativen Lebensmittel weit in den Schatten stellen. Regelmäßiger Genuss soll vor Herzkrankheiten, Krebs und Arthritis schützen. Da es Granatäpfel mittlerweile zu akzeptablen Preisen in der Obsttheke jedes Supermarktes gibt und auch Säfte überall erhältlich und erschwinglich sind, spricht nichts dagegen, den Granatapfel gelegentlich in das eigene antioxidative Arsenal mit einzubauen.

Schokolade: Und noch eine gute Nachricht aus der Wissenschaft: Schokolade ist gesund! Natürlich nicht die Schokolade selbst, sondern der darin enthaltene Kakao bzw. die darin enthaltenen antioxidativen Substanzen wie das Flavanol. Bei der normalen 30-prozentigen Vollmilchschokolade wird der gesundheitliche Wert durch die gesättigten Fettsäuren, den Cholesteringehalt und den Zucker beeinträchtigt. Eine Schokolade ab einem Kakaoanteil von 70% darf aber mit Recht als gesundheitsfördernd bezeichnet werden. Hier macht natürlich auch die Dosis, ob ein Ding ein Gift ist oder nicht. Die »hochprozentige« Schokolade hat aber den Vorteil, dass man dafür ohnehin selten eine ganze Tafel auf einen Sitz verschlingen kann – dazu schmeckt sie zu intensiv und zu bitter. Ein Riegel am Tag reicht auch völlig aus, um zu einer guten Antioxidation beizutragen. Sie dürfen jetzt also Schokolade (in Maßen) mit gutem Gewissen verspeisen.

Labordiagnostik: Oxidation messen

Wenn Ihnen jemand einen Test anbietet und dann noch gleich entsprechende Schutzstoffe verkaufen will – dann machen Sie, dass Sie das Weite gewinnen. Hier will jemand an Ihnen verdienen. Es gibt nicht den einen Laborwert, der zuverlässig, einfach und umfassend die gesamte Oxidation bzw. den antioxidativen Schutz zu messen vermag, da für die Körperregionen unterschiedliche Systeme zur Verfügung stehen. Jeder, der Ihnen so etwas anbietet, ist von vornherein unseriös. Wir können also immer nur einen Teilausschnitt des oxidativen Geschehens und unserer Abwehr dagegen erfassen.

In meiner klinischen Tätigkeit hat sich die Bestimmung der Lipidperoxidation als praktikabel erwiesen. Diese kann leicht aus dem Serum bestimmt werden, ist erschwinglich (knapp 30 Euro) und gibt das Maß an, in dem fettige Substanzen in unserem Körper oxidieren, also gewissermaßen ranzig geworden sind. Die Lipidperoxidation eignet sich auch sehr gut für Verlaufskontrollen: Wenn Sie oxidative Belastungen (z. B. Rauchen) gemieden haben, sich mehr mit antioxidativen Nährstoffen über entsprechende Lebensmittel versorgt oder auch antioxidative Nahrungsergänzungen eingenommen haben, dann können Sie mit einer Bestimmung der Lipidperoxidation bereits nach einigen Wochen feststellen, ob Ihre Bemühungen Früchte getragen haben und der Wert sich normalisiert hat.

Wer kann den Test durchführen?

Sparen Sie sich die Zeit und Energie, Ihren Hausarzt oder Kardiologen nach derartigen Tests zu fragen. Mit 99-prozentiger Wahrscheinlichkeit kennt er die Methoden nicht und weiß auch nichts mit ihnen anzufangen. Sie werden weder an der Uni noch in kardiologischen Fachfortbildungen gelehrt. Antioxidanzien sind nämlich (meistens) Nahrungsergänzungen, bei denen die Gewinnspanne der Pharmaindustrie relativ zu patentierbaren Präparaten niedrig ist. Daher ist das Budget entsprechender, meist mittelständischer Firmen für Marketing, Forschung und ärztliche Fortbildungen vergleichsweise gering. Dies ist einer der Hauptgründe, warum sich eine solche Therapie in der konventionellen Medizin bisher nicht durchgesetzt hat. Bei folgenden Laboren erhalten Sie Adressen von Ärzten aus Ihrer Nähe, die in der Lage sind, Ihren antioxidativen Schutz zu messen und (hoffentlich) auch richtig zu interpretieren:

Ganzimmun
Labor für funktionelle Medizin
Hans-Böckler-Str. 109
55128 Mainz
Tel. (06131) 720 50
www.ganzimmun.de

Labor Dr. Bayer
Laboratorium für spektralanalytische und biologische Untersuchungen
Bopserwaldstr. 26
70184 Stuttgart
Tel. (0711) 16 41 80
www.labor-bayer.de

Oxidation auf einen Blick

Antioxidanzien sind keine Wundermittel, mit denen sich jede Arteriosklerose aufhalten lässt – sie können aber ein wichtiger Baustein im Puzzle einer ganzheitlichen Cholesterintherapie sein. Antioxidanzien schützen vermutlich vor Arteriosklerose, indem sie das Ranzigwerden der Fette minimieren.

Oxidiertes LDL lagert sich leichter an den Gefäßwänden ab und beschleunigt den Prozess der Arteriosklerose. Antioxidanzien können das Ranzigwerden der Fette minimieren und schützen somit vermutlich vor Arteriosklerose. In Studien konnte der Nutzen einer medikamentösen antioxidativen Therapie bisher noch nicht zweifelsfrei belegt werden. Eine Ernährung, die reich an Antioxidanzien ist, sollte die Grundlage der Behandlung sein. Eine sinnvolle, gut dosierte Kombination an zusätzlichen Antioxidanzien vermag möglicherweise einen weiteren Schutz zu bieten. Im Zweifelsfall sollten Sie sich einer vernünftigen Labordiagnostik bedienen.

Obst und Gemüse bilden einen wirksamen Cocktail

Auch die Therapie mit Antioxidanzien ist in den letzten Jahren unter Beschuss geraten, da wissenschaftliche Studien sogar schädliche Effekte durch Gabe von Antioxidanzien gefunden haben wollen. Schaut man sich diese Studien genau an, sind auch diese – wie schon die Homocysteinstudien – methodisch und interpretativ äußerst zweifelhaft. Bilden Sie sich Ihre eigene Meinung! Was aber völlig unstrittig ist: Mit antioxidativen Lebensmitteln, also in erster Linie mit allen bunten Früchten und Gemüsen, können Sie überhaupt nichts falsch machen. Hier ergänzen sich antioxidative Vitamine und sekundäre Pflanzeninhaltsstoffe zu einem Cocktail, dessen positive Wirkung auf die Gesundheit von keinem Medikament übertroffen wird. Ein mit saisonalen Obstsorten zubereiteter Smoothie am Morgen wird Sie automatisch mit antioxidativen Vitaminen und sekundären Pflanzenstoffen versorgen. Greifen Sie unbedingt zu, wenn im Sommer Erdbeeren, Heidelbeeren, Brom- oder Himbeeren reif sind – im Winter kann man auch gut Tiefkühlware verwenden.

Medikamente: Sind Sie optimal versorgt?

Fettsenker wirken alle sehr gut cholesterin- und/oder triglyceridsenkend. Leider ist die fettsenkende Wirkung so überzeugend, dass viele Patienten keine Notwendigkeit mehr sehen, ihre Lebensweise kritisch unter die Lupe zu nehmen. Es gibt Situationen, in denen Lipidsenker außerordentlich nützlich sein können und wo ich Risikopatienten unbedingt dazu raten würde. Doch niemals alternativ zu Ausdauersport oder einer besseren Ernährung, sondern immer ergänzend dazu.

Lipidsenker sind fettsenkende Medikamente. Einige senken das Cholesterin, andere wirken auf die Triglyceride. Ihr Arzt sollte folgende Faktoren berücksichtigen, bevor er mit Ihnen zusammen entscheidet, ob überhaupt eine medikamentöse Therapie infrage kommt:

- Wie hoch sind Cholesterin und Triglyceride?
- Welche sind Ihre persönlichen Risikofaktoren?
- Leiden Sie an bereits bestehenden Gefäßerkrankungen?
- Welche Gegenanzeigen und Nebenwirkungen hat das Medikament?
- Wird es kombiniert und wie hoch ist die Dosis?

Die Realität schaut in der Regel leider anders aus: Ich habe den Eindruck, wer einen Cholesterinwert von über 200 mg/dl hat und nicht bei drei auf den Bäumen ist, hat ein Rezept für ein Statin in der Hand …
Die Tabelle auf Seite 45 fasst die wichtigsten Fakten zu den konventionell anerkannten Fettsenkern zusammen. Nähere Information finden Sie auch unter www.habichtswaldklinik.de → Informationen zu Krankheiten → Statine.

Nachteile der Lipidsenker

Fettsenker wirken alle sehr gut cholesterin- und/oder triglyceridsenkend. Sie staunen vielleicht, dass ich dies als einen Nachteil werte. Doch die fettsenkende Wirkung ist so überzeugend, dass viele Patienten keine Notwendigkeit mehr sehen, ihre Lebensweise kritisch unter die Lupe zu nehmen. Das Cholesterin ist zwar niedrig, aber alle Vorteile durch eine gesunde Ernährung, Bewegung und Stressbewältigung gehen ihnen verloren. Es kann sinnvoll sein einen Lipidsenker einzunehmen – jedoch ohne dabei gleichzeitig auf eine gesunde Ernährung, regelmäßigen Ausdauersport und Entspannungsübungen zu verzichten.

Konventionell anerkannte Fettsenker

Wirkstoff	Handelsname (Beispiele) u. a.	Gegenanzeigen/ Nebenwirkungen	Nachteile
Ionenaustauscher	Cholestabyl® Colestyramin in Colestyramin Hexal® Lipocol-Merz® Quantalan® Vasosan®	nicht anwenden, wenn Triglyceride über 300 mg/dl liegen, Nebenwirkung: Verstopfung (häufig), Übelkeit	Einnahme dreimal täglich, unangenehmer Geschmack, Abstand von zwei Stunden zur Einnahme anderer Medikamente oder Nahrungsergänzungen
Fibrate	Befibrat® Cedur® Duolip® Gevilon® Lipidil® Normalip®	nicht bei gleichzeitiger Therapie mit Statinen (nur ausnahmsweise unter strenger ärztlicher Beobachtung)	heute nicht mehr Mittel der ersten Wahl, sondern nur noch ein Reservemittel z. B. bei Statinunverträglichkeit
Nikotinsäure	Complamin® spezial Niaspan® Nicolip® Tredaptive®	Vorsicht bei akuter Herz-Kreislauf-Schwäche und Herzmuskelschwäche, Nebenwirkung: Hautrötung, Kribbeln, Jucken	Einnahme mehrmals täglich (außer bei retardiert wirkender Nikotinsäure)
Statine	Cranoc® Locol® Mevinacor® Sortis® Zocor®	vereinzelte Todesfälle durch Muskelzerstörung, erhöhtes Risiko von Nebenwirkungen für Leber und Muskeln bei Kombination mit anderen Fettsenkern	Q10-Abfall; dieses für den Energiestoffwechsel wichtige Coenzym hat denselben Syntheseweg wie Cholesterin, diese Nebenwirkung steht nicht im Beipackzettel
Ezetimib	Ezetrol® (zusammen mit einem Statin) Inegy®	zusammen mit einem Statin bei bekannter Lebererkrankung, ungeklärte Erhöhung der Leberwerte	bisher nur für Einnahme zusammen mit Statinen zugelassen, bei sehr ballaststoffreicher Ernährung sind ähnliche Effekte möglich

Statine: Was Sie bei der Einnahme beachten sollten

Wegen der überragenden Bedeutung der Statine in der Gruppe der Lipidsenker, möchte ich auf einige Besonderheiten gesondert eingehen. Wenn Sie sich gemeinsam mit Ihrem Arzt unter sorgfältiger Abwägung von Nutzen und Risiko für eine Therapie entschieden haben, sollten Sie nach etwa vier Wochen unbedingt Ihre Fettwerte kontrollieren lassen, um den therapeutischen Nutzen dieser Maßnahme zu bewerten. Erst dann ist nämlich ein steady state, also ein stabiles und dauerhaftes Gleichgewicht eingetreten.

- Reicht die Dosis aus, um den gewünschten Zielwert zu erreichen?
- Oder muss sie vielleicht noch gesteigert werden?
- Sollten Sie die Statine mit anderen Mitteln kombinieren (z. B. Nikotinsäure oder Fibrat), wird dies Ihr Arzt meist von sich aus veranlassen.

Bestehen Sie aber darauf, auch die Leberwerte und den Muskelwert (CK = Creatinkinase) zu bestimmen. Das wird fast nie gemacht, obwohl man damit viele Leber- und Muskelschädigungen rechtzeitig hätte entdecken und so Todesfälle vermeiden können. Der Lipobay-Skandal, bei dem es zu mehreren Todesfällen unter dem Statin Lipobay kam, hatte seine Ursachen darin, dass zu hohe Anfangsdosen gegeben wurden, mit einem Fibrat kombiniert wurde und/oder keine Kontrollen der Muskel-/Leberwerte erfolgte. Hätte man darauf geachtet, wäre Lipobay heute vermutlich noch auf dem Markt.

Bei der Einnahme von Statinen: Q10-Wert testen lassen

Ein weiterer Test, den Sie unbedingt bei einer Statineinnahme verlangen sollten, ist die Bestimmung des Q10 im Blut. Wegen der behinderten Bildung von Q10 stelle ich bei meinen Patienten, die Statine einnehmen, oft Q10-Mangelzustände fest. Q10 ist aber unter anderem ein wichtiges Antioxidans und bei Herzschwäche und koronarer Gefäßerkrankung schützend wirksam.

In Japan gibt es sogar Kombinationspräparate mit Statinen und Q10, was durchaus sinnvoll ist. Deutsche Kardiologen halten jedoch wenig von Q10 und nehmen die vorhandenen Studien nicht zur Kenntnis. Auch wenn Sie sich unter einer Statineinnahme erschöpfter und weniger leistungsfähig fühlen, sollten Sie eine Q10-Untersuchung veranlassen (auch noch Monate oder Jahre nach Beginn der Einnahme), da ich bei Erschöpften (auch unabhängig von Statinen) häufig einen Q10-Mangel finde. Bezahlen Sie die Untersuchung (ca. 20 Euro) zur Not aus eigener Tasche.

Entscheidend ist jedoch, dass Sie den gewünschten Cholesterinzielwert erreichen – bitte denken Sie dabei auch an HDL, LDL und die Triglyceride! Wenn es irgendwie möglich ist, sollten Sie dies mit natürlichen Maßnahmen schaffen. Hierzu finden Sie in diesem Buch zahlreiche wertvolle Tipps. Wenn es aber nicht gelingt, dieses Ziel zu erreichen, dann sollten Sie sich auch die Option einer medikamentösen Lipidsenkung offen halten. Lipidsenker sind weder das Ei des Kolumbus, für welches sie manchmal gehalten werden, sie sind aber auch kein Teufelszeug, was ich von manchen naturheilkundlichen Hardlinern mitunter auch zu hören bekomme. In der Hand des verantwortungsvoll und kritisch damit umgehenden Arztes sind sie ein nicht mehr wegzudenkendes Steinchen in einem Mosaik einer ganzheitlichen Fettsenkung – nicht mehr und nicht weniger!

Nikotinsäure: Vitamin B_3 in sehr hoher Dosis

Bei der Nikotinsäure haben sich in den letzten Jahren interessante neue Erkenntnisse ergeben – daher die ausführliche Betrachtung. Nikotinsäure hat nichts mit dem Nikotin aus dem Tabak zu tun. Es handelt sich um sehr hoch dosiertes Vitamin B_3 und ist daher auch rezeptpflichtig. Während wir für den Tagesbedarf nur wenige Milligramm benötigen, setzt man es in der Fettsenkung in Mega-Dosen ein. Bei Dosierungen von 500, 1000 oder mehr Milligramm hat man nämlich deutlich fettsenkende Effekte festgestellt. Dabei sinkt das LDL um etwa 25 Prozent ab, die Triglyceride jedoch um bis zu 50 Prozent, während das HDL deutlich ansteigt. Bei keiner Maßnahme (ausgenommen sehr ausgiebiger Ausdauersport) wurden so gute HDL-Steigerungen wie bei der Nikotinsäure gefunden.

Mittlerweile konnte belegt werden, dass unter der Kombination Nikotinsäure und Statin die Lebenserwartung von Herzpatienten gegenüber der alleinigen Behandlung mit Statinen ansteigt. Ja, es konnte sogar eine Rückbildung von Gefäßverengungen beobachtet werden.

Unterschätzt, weil es sich um ein Vitamin handelt?

Die Nikotinsäure gehört zu den vier klassischen und schulmedizinisch anerkannten medikamentösen Fettsenkern. In Deutschland wird es – im Gegensatz zu den USA – immer noch recht wenig verordnet, was einerseits damit zusammenhängen mag, dass es sich im Prinzip um ein Vitamin handelt (deutsche Ärzte haben meist Vorurteile gegen Vitamine: »Das ist doch eigentlich keine richtige Therapie!«), andererseits kann es bei falscher Dosierung zu harmlosen, aber unangenehmen Nebenwirkungen kommen. Nikotinsäure ist möglicherweise nicht die allererste Wahl, aber in folgenden Fällen sollten Sie unbedingt daran denken und Ihren Arzt daraufhin ansprechen:

- Wenn andere Fettsenker wie Statine nicht vertragen werden und eine Fettsenkung durch eine entsprechende Lebensweise nicht ausreicht, ist die Nikotinsäure eine gute Alternative.
- Wenn die Triglyceride besonders erhöht sind und das Cholesterin nur leicht, sollte an Nikotinsäure gedacht werden.
- Wenn das HDL trotz aller, möglicherweise auch medikamentöser Maßnahmen zu niedrig ist, kann Nikotinsäure entscheidend helfen.
- Wenn eigentlich eine medikamentöse Cholesterinsenkung nötig ist, Sie es aber vor dem Einsatz von chemisch-synthe-

tischen Medikamenten doch noch mit einer bewährten, »natürlichen« Alternative versuchen möchten.
- Wenn trotz Einsatz von Statinen nur eine unzureichende Fettsenkung erreicht wird, kann die Kombination mit Nikotinsäure den Durchbruch erzielen.
- Wenn neben den erhöhten Fettwerten auch noch das Lp(a) erhöht ist, lohnt sich ein Versuch mit Nikotinsäure, um auch diesen risikopotenzierenden Faktor möglicherweise positiv zu beeinflussen.

Nikotinsäure ist nicht ganz ohne Nebenwirkungen

Die unangenehmste Nebenwirkung der Nikotinsäure ist die Gefäßerweiterung, was ja per se gar nicht so schlecht ist. Es kann jedoch zu einem Flush kommen. Ein Flush ist eine Rötung der Haut, insbesondere des Gesichtes, verbunden mit einem Wärmegefühl. Dies kann sich bis zu brennenden und stechenden Schmerzen steigern. Man kann aber etwas dagegen tun:
- Es gibt heute Verzögerungspräparate, die den Wirkstoff so langsam freisetzen, dass diese Nebenwirkung viel geringer auftritt.
- Die Dosis sollte alle ein bis zwei Wochen um eine Dosisstufe gesteigert werden.
- Darüber hinaus sollten Sie die Dosis ganz langsam steigern, sodass der Körper sich daran gewöhnt.
- Sie sollten das Präparat abends einnehmen, damit die Nebenwirkung nachts im Schlaf auftritt und Sie sie gar nicht erst bemerken.
- Sie können es abends zusammen mit ASS 100 (Acetylsalicylsäure) einnehmen – dies mindert die Nebenwirkungen. Viele Patienten mit Fettstoffwechselstörungen nehmen es ohnehin ein.
- Greifen Sie zu einem retardiert wirkenden Nikotinsäurepräparat wie z. B. Niaspan: Dieses gibt es in den Dosierungen 375, 500, 750 und 1000 mg, sodass Sie es langsam steigern können.
- Seit Kurzem gibt es mit Tredaptive 1000/20 eine Kombination von Nikotinsäure mit Laropiprant auf dem Markt. Dieser Wirkstoff vermindert die Nebenwirkungen der Nikotinsäure und ermöglicht so nach vierwöchiger Therapie mit 1000 mg Nikotinsäure die Steigerung auf 2000 mg, was bei den anderen Präparaten kaum möglich ist. Damit kommen wir dann in Dosisbereiche, wo wirklich deutliche Effekte auf den Fettstoffwechsel ermöglicht werden.

Hohes Cholesterin als Nebenwirkung

Leider denken auch Ärzte nicht immer an andere Ursachen, die manchmal eine Cholesterinerhöhung bedingen. Es wird immer mehr Aufgabe des mündigen Patienten sein, hier mitzudenken und manchmal sogar Behandlungsalternativen einzufordern. Überprüfen Sie jetzt, ob Sie eines der erwähnten Medikamente einnehmen.

Entwässerungsmittel (Diuretika) werden häufig bei Bluthochdruck oder Herzschwäche eingesetzt – beides ist bei Patienten mit hohen Blutfetten gar nicht selten. Diuretika erhöhen das LDL, die Triglyceride und senken das HDL. Das Gleiche gilt für Beta-Blocker. Es gibt Fälle, wo auch der Einsatz dieser Mittel einen Sinn ergibt – dies sollte aber wirklich gut überlegt sein. Wenn irgendwie möglich, sollten Sie jedoch auf stoffwechselneutrale Blutdrucksenker zurückgreifen (z. B. ACE-Hemmer, AT1-Rezeptorantagonisten).

Es gibt Hormone, mit denen LDL und Triglyceride ansteigen und das HDL absinkt, andere bewirken genau das Gegenteil. Viele Hormontherapien sind Kombinationen, was die Bewertung noch schwieriger werden lässt. Jede Frau, die die »Pille« oder andere Hormonpräparate einnimmt und die Probleme mit den Fettwerten hat, sollte einige Wochen bis Monate nach Beginn der Einnahme ihre Fettwerte überprüfen, damit sie weiß, in welcher Richtung sich die Werte entwickelt haben und ob ggf. Gegenmaßnahmen zu ergreifen sind. Frauen, die rauchen oder Diabetes haben, sollten ohnehin nicht die Pille nehmen.

- **Kortison** als Dauertherapie erhöht das LDL und senkt das HDL. Es sollte daher so niedrig wie möglich dosiert werden. Sprays oder Salben wirken sich hingegen kaum oder gar nicht auf die Fettwerte aus.
- **Anabolika** (z. B. Testosteron) erhöhen das LDL um bis zu 30 und senken das HDL um bis zu 50 Prozent. Ausschließlich Patienten mit nachgewiesenem Hormonmangel und Beschwerden sollten es einnehmen.
- **Cyclosporin A** nehmen Organtransplantierte ein, wenn das Immunsystem stark unterdrückt werden muss. Es erhöht das LDL. Die Arterioskleroserate ist bei Nierentransplantierten viel höher als bei Gesunden.
- **Synthetisches Vitamin A** zur Behandlung von schwerer Akne oder Schuppenflechte sollte – auch wegen anderer Nebenwirkungen – nur nach strenger Nutzen-Risiko-Abwägung eingesetzt werden. Es erhöht LDL und senkt HDL.
- **AIDS-Medikamente** verschlechtern zum Teil dramatisch die Blutfette. AIDS-Forscher rechnen damit, dass HIV-Patienten unter Medikation zwar nicht mehr an AIDS, vermutlich aber viel eher an Herzinfarkten und Schlaganfällen sterben.

Folgende Präparate erhöhen das Cholesterin oder die Triglyceride

Medikamente	erhöht Cholesterin	erhöht Triglyceride
Diuretika	X	X
Betablocker	X	X
Verhütungsmittel (»Pille«)	X	X
Kortison	X	
Cyclosporin A	X	
Anabolika	X	
synthetisches Vitamin A	X	
AIDS-Medikamente	X	X

Die Lügen der Pharmaindustrie

Nehmen wir einmal an, ein Pharmareferent besucht einen Arzt in seiner Praxis und versucht, ihn vom Nutzen seines Fettsenkers zu überzeugen, dann könnte seine Argumentation folgendermaßen aussehen. »Eine kontrollierte, randomisierte, doppelblinde Studie mit unserem Lipodown hat folgende Resultate ergeben:

- Es kam zu einer durchschnittlichen Cholesterinsenkung von 240 auf 210 mg/dl, also immerhin 12,5 Prozent. Innerhalb von fünf Jahren zeigte sich bei 1000 Behandelten eine Reduktion von acht auf sechs Todesfälle, also eine Reduktion von ganzen 25 Prozent.
- Ist es da nicht fahrlässig, Ihren Patienten mit hohem Cholesterin dieses segensreiche Medikament vorzuenthalten?«

Ein Viertel weniger Todesfälle, das ist doch schon etwas! Doch schauen wir uns doch einmal die Zahlen etwas genauer an. Leider versteht kaum ein Laie (und leider auch nicht viele Ärzte an der Basis) so viel von Statistik, um die präsentierten Studienresultate kritisch zu hinterfragen.

- In der Gruppe derer, die Lipodown erhielten, gab es in fünf Jahren bei 1000 Behandelten sechs Todesfälle, in der Plazebogruppe aber acht. Dies bedeutet, dass innerhalb von fünf Jahren von 1000 Patienten tatsächlich nur wenige profitieren.
- 992 wären sowieso nicht gestorben, sechs wären in jedem Fall gestorben, bleiben ganze zwei übrig, die in Bezug auf ihr Überleben tatsächlich einen Nutzen haben. 998 nehmen das Medikament vergeblich ein.
- Die absolute Risikoreduktion beträgt also nur 0,2 Prozent, die relative Risikoreduktion immerhin 25 Prozent. Moderne kritische Naturwissenschaftler verwenden gern die aussagefähigere NNT. Sie gibt an, wie viele Patienten behandelt werden müssen, damit einer profitiert. In diesem Fall beträgt sie 500 in fünf Jahren bzw. 2500 pro Jahr.
- Das heißt: 2500 Patienten müssen ein solches Medikament ein Jahr lang einnehmen, damit ein einziger Patient einen Nutzen davon trägt.

»Ich glaube keiner Statistik, es sei denn, ich habe sie selbst gefälscht!«, soll Winston Churchill einmal gesagt haben. Die Pharmaindustrie und die Forscher fälschen keine Studien, wenngleich es auch hier durchaus Ausnahmen gibt, aber das Verschweigen wichtiger, vielleicht sogar aussagekräftigerer Zahlen steht nicht gerade für eine glückliche Informationspolitik.

Unter der Lupe: die Simvastatin-Studie

Lassen Sie uns anhand einer der größten und in der Cholesterindiskussion am meisten zitierten Studie einmal die Ergebnisse und die Interpretationen kritisch überprüfen. In der **4-S-Studie** (Scandinavian Simvastatin Survival Study) erhielten 4444 Männer und Frauen zwischen 35 und 69

WICHTIG

Grundbegriffe Statistik

Plazebo: eine Scheinbehandlung mit einem unwirksamen Medikament oder Verfahren

kontrolliert: das Studienkonzept ist a priori festgelegt, Therapien, Dauer, Kontrollwerte, Studienendpunkte etc. werden genau dokumentiert

randomisiert: zufällig, die Probanden werden per Zufall in die verschiedenen Gruppen eingeteilt

blind: der Versuchsleiter, nicht aber der Proband weiß, ob die Plazebotherapie verabreicht wird oder nicht

doppelblind: weder Versuchsleiter noch Teilnehmer wissen, in welchem Therapiearm sich der Teilnehmer befindet

Endpunkt: festgelegtes Endziel, z. B. Todesfall oder Herzinfarkt

NNT: number needed to treat – gibt an, wie viele Patienten behandelt werden müssen, damit einer profitiert

Jahren mit einer Gefäßerkrankung des Herzens den Lipidsenker Simvastatin bzw. ein Plazebo. Das Cholesterin betrug zu Beginn 212 bis 309 mg/dl, also mäßig erhöht. Die Studie dauerte fünf Jahre und wurde an fast 100 skandinavischen Zentren durchgeführt. Hier die Ergebnisse:

- Diejenigen, die Simvastatin einnahmen, kamen auf durchschnittlich 25 Prozent weniger Cholesterin, 35 Prozent weniger LDL, 10 Prozent weniger Triglyceride, dafür 8 Prozent mehr HDL. Die Werte in der Plazebogruppe blieben praktisch unverändert.
- Durchschnittlich 42 Prozent weniger Herztodesfälle, dazu 35 Prozent weniger nichttödliche Herzinfarkte, 35 Prozent weniger Bypass-Operationen und 30 Prozent weniger Gesamtsterblichkeit im Vergleich zu den Plazebopatienten.
- Es wurde keine Erhöhung anderer Todesursachen, insbesondere keine Erhöhung der Krebstodesfälle gefunden.

Diese Resultate sind doch wirklich überzeugend. Und so werden sie auch verordnenden Ärzten und Patienten nahe gebracht.

Harte Fakten, die in keiner Broschüre auftauchen

Ich habe mir die Studie im Original sehr genau angesehen und fand dabei einige interessante Fakten:

- Zwei Monate vor Studienbeginn erhielten alle Teilnehmer eine cholesterinsenkende Diät. Teilnehmer, deren Cholesterin dadurch unter 212 mg/dl sank, wurden von der Studie ausgeschlossen.

Immerhin war die Diät so erfolgreich, dass von ursprünglich etwa 5800 Teilnehmern nur noch 4444 übrig blieben, fast ein Viertel der Teilnehmer erzielte gute Erfolge allein durch eine bessere Ernährung. Leider wurden die diätetisch Erfolgreichen bezüglich ihrer Sterblichkeit und ihrer Herzereignisse nicht weiter verfolgt. Mich hätten diese Ergebnisse sehr interessiert. Hätten die mit Ernährung behandelten Herzkranken genauso gute Erfolge wie die medikamentös Behandelten gehabt, vielleicht sogar bessere? Man weiß die Antwort auf diese Frage nicht bzw. wollte sie gar nicht wissen.

- Es handelt sich bei den Studienteilnehmern nicht nur um eine Auswahl von Herzpatienten, sondern um die Auswahl einer Auswahl. Nämlich um die Herzkranken, die von einer Diät nicht profitieren oder diese nicht zuverlässig durchhalten konnten oder wollten. Dieser Umstand, der mir nicht ganz unwesentlich erscheint, wird jedoch in allen Zusammenfassungen der Studie in der Sekundärliteratur nicht näher erwähnt.
- Die Studiendauer war mit fünf Jahren recht kurz. Wollte ich eine Studie konzipieren, die bei einem Medikament den Nutzen einer mittelfristigen Wirkung aufdeckt, ohne aber mögliche Langzeitnebenwirkungen wie etwa Krebs zu erfassen, so würde ich einen Zeitraum von fünf Jahren als den idealen wählen. Langzeitbeobachtungen über zehn oder gar 20 Jahre existieren nicht und sind meines Wissens auch nicht geplant.
- Es erfolgten nach sechs, zwölf, 24 Wochen und jährlich Zwischenkontrollen der Cholesterinwerte. Waren die Werte nicht befriedigend eingestellt, wurde die Dosis des Medikaments (oder des Plazebos) verdoppelt (maximal 40 mg Simvastatin). Da Simvastatin sehr zuverlässig bei fast allen Behandelten zu einer deutlichen Senkung führt, ist die Wahrscheinlichkeit sehr hoch, dass bei einem Nichtansprechen der Therapie eine Plazebotherapie vorliegt. Die Studie ist also spätestens ab der dritten Kontrollmessung nach 24 Wochen als nicht mehr doppelblind zu bezeichnen. Spätestens dann weiß der betreuende Arzt, ob der Patient Simvastatin oder ein Plazebo erhalten hat. Da der Patient aber seine Werte wohl auch erfahren hat, ist die Studie noch nicht einmal blind gewesen. Welcher Herzpatient würde seine Werte fünf Jahre lang nicht wissen wollen?
- Es fällt auf, dass nur etwa die Hälfte der Probanden mit Beta-Blockern und sogar nur ein Drittel mit Acetylsalicylsäure (ASS) behandelt wurden. In mehreren großen Studien haben sich aber gerade diese beiden Medikamente als sinnvolle Präventionsmaßnahme bei koronaren Herzkrankheiten erwiesen. Da kaum anzunehmen ist, dass die Hälfte der Probanden Beta-Blocker und sogar zwei Drittel ASS nicht vertrugen, muss die kritische Frage gestellt werden, warum diese Patienten nicht optimal medikamentös versorgt wurden. Wenn den Forschern der Studie diese Zusammenhänge bekannt waren und deshalb keine optimale medikamentöse Therapie der bestehenden koronaren Herzkrankheiten erfolgte, so trifft sie der Vorwurf

der Fahrlässigkeit. Waren die Zusammenhänge jedoch bekannt und erfolgte bewusst keine optimale medikamentöse Begleitbehandlung – um durch das dann höhere Risiko schönere Ergebnisse zu erzielen –, so würde die 4S-Studie einen ethisch nicht vertretbaren Menschenversuch darstellen.

Auf das Wohlwollen der Industrie angewiesen

Die Schulmedizin wirft der Naturheilkunde gern vor, sie würde zu wenig wissenschaftlich forschen (was stimmt) und methodisch dabei nicht sauber vorgehen (was manchmal auch stimmt). Erstaunlich ist aber, dass schulmedizinische Studien, die von Pharmafirmen mit einem Aufwand von teilweise mehreren zehn Millionen Euro von anerkannten Medizinern und großen Forschungslabors konzipiert und durchgeführt werden, bei kritischer Betrachtung ebenfalls Mängel aufweisen, die manchmal hanebüchen sind.

Nur wer für die Firmen brauchbare Ergebnisse liefert, wird auch bei den nächsten Aufträgen berücksichtigt. Ich möchte nicht behaupten, dass hierdurch bewusste Studienfälschungen gefördert werden – obwohl das auch schon vorgekommen ist, bei einer nicht bekannten Dunkelziffer –, aber die Studien können so »designt« und die Ergebnisse so interpretiert werden,

WICHTIG

Kritischer Umgang mit Studien

- Von der Industrie gesponserten Studien ist immer ein gesundes Misstrauen entgegenzubringen.
- Man sollte sich nicht von Ergebnissen täuschen lassen, sondern das genaue Design der Studie mit einbeziehen.
- Oftmals werden Ergebnisse überinterpretiert: Beispielsweise Ergebnisse an 45- bis 60-jährigen männlichen Herzinfarktpatienten werden kritiklos auf Männer und Frauen allen Alters mit und ohne Krankheit übertragen – was so nicht legitim ist.
- Die Pharmaindustrie liegt mit ihren Veröffentlichungen und Empfehlungen auch nicht immer falsch. Unter Berücksichtigung aller vorhandenen Studien kristallisiert sich heraus, dass Gefäßkranke (z. B. Schlaganfallpatienten, Herzinfarktpatienten, Patienten mit Verengungen der Hals- oder Beingefäße) sowie Hochrisikopatienten für solche Erkrankungen durchaus von einer Cholesterinsenkung (notfalls auch medikamentös) profitieren. Aus Aversion gegen die »böse« Pharmaindustrie und jegliche schulmedizinische Therapie sollte niemand eine für ihn notwendige und hilfreiche Therapie verweigern.
- Nutzen Sie alle Chancen – vorrangig der Naturheilkunde, nötigenfalls aber auch der Schulmedizin – für ein geringeres Risiko und ein langes Leben.

dass etwas den Auftraggebern Genehmes herauskommt.

In der Forschungsgemeinde geht auch der böse Ausdruck »Rent-a-Prof« um. Universitäten und forschende Ärzte sind in Zeiten schwindender Ressourcen und geringer Forschungsmittel vom Staat immer mehr auf die noch reichlich sprudelnden Gelder und das Wohlwollen der Industrie angewiesen.

In der Originalarbeit kann man immer noch vieles nachlesen (wie auch in der 4S-Studie), was zum Nachdenken anregt. In den Abschriften hiervon, die in den zweitklassigen Ärztezeitschriften oder in Broschüren der Industrie publiziert werden, stehen dann nur noch die »schönen« Dinge. Ich will auch nicht behaupten, dass die Pharmafirmen hier bewusst lügen, aber es wird eben gerne mal etwas verschwiegen, was eigentlich wichtig wäre, aber das Ergebnis doch trüben könnte.

Bleiben Sie kritisch!

In der Cholesterindiskussion wird so viel Unsinn verzapft, dass es mir manchmal schwer fällt, sachlich zu bleiben. Sie haben gesehen, dass man kritisch gegenüber allem sein muss, was uns von Pharmafirmen, Landwirtschaft, Margarineindustrie etc. untergejubelt wird. Aber auch und gerade bei Verlautbarungen aus der alternativen Ecke dürfen wir nicht unkritisch alles glauben, was da so abgesondert wird. Überall, wo massive wirtschaftliche Interessen beteiligt sind, sollten wir Informationen kritisch begegnen. Dasselbe gilt aber für Kreise, in denen ein manchmal ungenießbares ideologisches Süppchen gekocht wird.

Das Verwirrende ist, dass jede Theorie, jede Schlussfolgerung irgendwo ein Stückchen Wahrheit enthält oder logisch auf den ersten Blick plausibel erscheint. Der Mensch ist oft auf der Suche nach einfachen Wahrheiten. Jemand soll uns sagen, wo es langgeht. Bei komplexen Sachverhalten ist dies aber schwierig und manchmal sogar unmöglich. Auch auf diesem Weg kann ich Sie leider nicht an der Hand nehmen und Sie sicher durch den Dschungel an Studien, Informationen, Meinungen und Behauptungen leiten. Ich hoffe aber, dass ich Ihnen einige Wegweiser aufstellen kann, anhand derer Sie zumindest die grobe Richtung bestimmen können. Ihren eigenen Weg müssen Sie selbst finden – und dann auch konsequent gehen.

Was wir brauchen, ist eine differenzierte Sicht auf die Dinge

Die Ergebnisse bei Cholesterin sind nicht so eindeutig wie etwa für Bluthochdruck oder Rauchen. Sie sind auch nicht so eindeutig, wie uns das die Pharmaindustrie gerne weismachen möchte. Damit will ich Sie keinesfalls verunsichern, sondern zu einer differenzierten Betrachtung ermuntern. Es gibt eben nicht nur Schwarz und Weiß, nicht nur Gut und Böse, sondern auch etwas dazwischen. Ich persönlich würde nicht alle Menschen ab einem bestimmten Cholesterinwert behandeln wollen – schon gar nicht medikamentös. Ich würde aber auch nicht alle unbehandelt lassen – egal welchen Wert sie aufweisen.

Auch in der angeblichen Lebenskraft von Cholesterin steckt ein Körnchen Wahrheit – wenn auch anders, als die Cholesteringegner dies vermuten. Dass hohes Cholesterin in der Nahrung oder im Blut zu einer besonders guten Lebenskraft führen soll, ist dem Bereich der Ammenmärchen zuzuordnen. Hierfür gibt es wirklich überhaupt keine Belege. Andererseits kann eine medikamentöse Senkung mit Statinen aber schon zu einer Verminderung der Leistungsfähigkeit führen. Statine hemmen ja die Cholesterineigensynthese des Körpers. Q10 wird dann aber ebenfalls vermindert gebildet. Q10 ist ein wichtiges Coenzym bei der Energiegewinnung in den Mitochondrien, den Kraftwerken der Zellen. So erklärt sich die Erschöpfung, die ich bei Menschen mit niedrigen Q10-Werten häufig sehe. Und fast alle Patienten, die Statine einnehmen, weisen einen Q10-Mangel auf. Mehr über die große Bedeutung von Q10 finden Sie unter www.habichtswaldklinik.de → Informationen zu Krankheiten → Ubichinon Q10.

Glauben Sie keinen Ammenmärchen

Sie haben eben einiges Kritisches zu den »Wahrheiten« der Pharma-Industrie gelesen. Wie schaut es denn mit der Gegenseite aus? Es gibt pharma- und cholesterinkritische Meinungsbildner, aus deren Mund man immer wieder folgende Behauptungen zu hören bekommt:

»Cholesterin ist vererbt«

Jein. Es gibt die familiäre Hypercholesterinämie, bei der aufgrund eines Gendefektes trotz perfekter Lebensweise hohe Cholesterinwerte nicht zu vermeiden sind. Wesentlich häufiger ist aber die sogenannte multifaktorielle Vererbung, bei der viele Gene in ihrer Gesamtheit darüber entscheiden, ob ein hohes Cholesterin auftritt. Zu dieser vererbten Neigung muss dann aber noch eine entsprechende, hohe Cholesterinwerte begünstigende Lebensweise hinzukommen.

»Cholesterin ist lebensnotwendig und kann daher gar nicht schädlich sein«

Jein. Cholesterin ist in der Tat eine für den Menschen lebensnotwendige Substanz. Auch eine solch wertvolle Substanz kann bei einem Zuviel aber schädlich werden. Es erfüllt so viele Funktionen und ist Vorstufe so vieler wichtiger Substanzen, dass die Natur dafür gesorgt hat, dass wir niemals davon zu wenig haben, weil es der Körper selbst bilden kann.

»Hohes Cholesterin erhöht nicht die Sterblichkeit, sondern die Lebenskraft«

Hier wird es jetzt etwas schwieriger. In der Tat weisen die Statistiken bei hohen Cholesterinwerten gar nicht eine so hohe Sterblichkeit auf, wie wir dies vermuten würden. Zwar sehen wir bei den höchsten Werten auch die höchste Sterblichkeit, aber sie unterscheidet sich kaum von derjenigen bei sehr niedrigen Werten. Während die Herzsterblichkeit mit steigenden Cholesterinwerten deutlich ansteigt, ist dies bei der Gesamtsterblichkeit (alle Todesursachen) nur sehr dezent der Fall. Tatsächlich kann man, das Gesamtcholesterin betrachtet, nicht so klare Ergebnisse erhalten. Ganz anders schaut es schon aus, wenn wir zwischen LDL und HDL differenzieren. Dann wird die Schädlichkeit von LDL und der Nutzen von HDL offensichtlich. Auch die großen Interventionsstudien mit modernen Statinen zeigten – trotz aller Mängel – einen Nutzen. Zumindest für Menschen mit hohem Risiko, etwa wenn Gefäße schon verengt sind oder bei Diabetikern.

»Die Cholesterinstudien sind alle getürkt. Wir werden alle von der Cholesterin-Mafia hinters Licht geführt«

Überwiegend falsch. Natürlich ist die Pharmaindustrie daran interessiert, dass Studien so konzipiert werden, dass möglichst gute Ergebnisse herauskommen. So sind die meisten

Cholesterinstudien auf einen Zeitraum von etwa fünf Jahren angelegt. In dieser Zeit kann man eine Reduktion von Herztod beobachten, Langzeiteffekte wie etwa eine mögliche Krebsentstehung bleiben aber verborgen, weil die Zeit dafür zu kurz ist. Die Studien zeigen aber schon, dass bei Patienten mit hohem Risiko nicht nur eine Senkung der Herzinfarkte, sondern auch der Gesamtsterblichkeit registriert werden kann.

»Jeder mit einem Cholesterin über 200 mg/dl sollte behandelt werden«

Eindeutig falsch. Es kommt auf die gesamte Risikokonstellation an. Dabei sind möglichst alle Faktoren wie Alter, Familienanamnese, bereits vorhandene Gefäßerkrankungen und weitere Risikofaktoren zu berücksichtigen. Besonders wichtig ist auch die Konstellation zwischen Triglyceriden, HDL und LDL. Erst wenn man dann zur Überzeugung kommt, dass der Wert nicht akzeptabel ist, sollte eine Senkung erwogen werden. Bei leichtem bis mäßigem Risiko, möglicherweise durch eine Veränderung des Lebensstiles, bei hohem Risiko auch gegebenenfalls medikamentös. Generell gilt: Je höher das Risiko, desto strenger die Zielwerte, desto aggressiver die Therapie.

»Es gibt gar keine zu hohen Werte«

Selbst wenn ein Stoff in einer bestimmten Dosis lebensnotwendig ist, so heißt das noch lange nicht, dass er in jeder Dosis unschädlich ist. Ja, wir können uns sogar mit reinem Wasser umbringen. Wenn Sie jeden Tag zehn Liter reines Wasser trinken, dann sind Sie nach drei Tagen tot. Allein die Dosis macht, ob ein Stoff ein Gift ist oder nicht, das wusste schon Paracelsus vor über 500 Jahren.

»Ein Cholesterinwert von 200 plus Lebensalter ist noch akzeptabel«

Dies ist veraltet. Sicher wird man bei einem älteren Menschen ohne Risikofaktoren, bei dem es keinerlei Hinweise auf Gefäßerkrankungen gibt (z. B. unauffälliges Belastungs-EKG, keine Verkalkung der Halsschlagader mittels Ultraschall), eher zurückhaltend bei einer Cholesterinsenkung sein – besonders mit einer medikamentösen. Prinzipiell gelten aber dieselben Risikoabwägungen wie bei jungen Menschen. Gerade Senioren, die unter hohen Cholesterinwerten arteriosklerotische Veränderungen entwickelt haben, sollten streng eingestellt werden, um zumindest ein Abbremsen des Prozesses der Arteriosklerose zu erreichen.

»Einmal aufgetretene Gefäßverengungen durch Arteriosklerose sind irreversibel«

Kommentar: Dies ist heute widerlegt. Sowohl mit einer sehr strengen Lebensweise (Ornish-Studie) als auch mit einer sehr aggressiven medikamentösen Cholesterinsenkung konnten Regressionen von Arteriosklerose (also ein zumindest leichter Rückgang der Gefäßverengungen) gezeigt werden.

»Synthetische Cholesterinsenker machen immer Nebenwirkungen, natürliche Heilmittel aber nie«

Leider ist auch das ein Märchen. Die synthetischen Cholesterinsenker (in erster Linie die Statine) verursachen recht selten Nebenwirkungen. Und wenn, dann meist in Form von Leberschädigungen oder Muskelschmerzen. Durch Kontrolle der Laborwerte Lebertransaminasen und des Muskelwertes CK lassen sich diese Nebenwirkungen rasch und früh aufdecken. Man muss nur dran denken. Bei Absetzen des Medikamentes sind die Nebenwirkungen in der Regel rasch reversibel. Andererseits kann auch einmal (sehr selten) beispielsweise eine Allergie gegen Artischocke bei Einnahme eines solchen Präparates auftreten. Die (natürliche) Nikotinsäure, die allerdings in einer unnatürlich hohen Dosis zur Cholesterinsenkung gegeben wird, weist recht häufig die Nebenwirkungen Hautrötung, Kribbeln, Nadelstiche, Wärmegefühl auf, die allerdings harmlos und bei Absetzen oder Dosisreduktion ebenfalls rasch reversibel ist. In der Regel sind natürliche Mittel aber schon ärmer an Nebenwirkungen.

»Cholesterinsenkung führt zu Osteoporose«

Völliger Blödsinn. Zwar wird die Vorstufe von Vitamin D tatsächlich aus Cholesterin gebildet. Wir benötigen aber nur minimale Mengen Cholesterin, um die Versorgung mit Vitamin D sicherzustellen. Der entscheidende Faktor für die körpereigene Vitamin-D-Bildung ist nicht die Cholesterinzufuhr, sondern die ausreichende Sonnenbestrahlung.

»Cholesterinsenkung führt zu Impotenz«

Auch hier ist es zwar richtig, dass die Vorstufe von Testosteron aus Cholesterin gebildet wird. Auch hier benötigen wir aber nur minimale Mengen an Cholesterin. Dazu kommt noch, dass die biologischen Regelkreise sehr viel komplexer sind, als dass die einfache Rechnung »wenig Cholesterin = wenig Testosteron« wirklich aufgeht. Wer so etwas behauptet, hat leider keine Ahnung von Physiologie oder verdummt Menschen ganz bewusst.

»Cholesterinsenkung führt zu Wechseljahrsbeschwerden«

Auch Östrogen wird zwar aus Cholesterin gebildet. Hier gelten aber ähnliche physiologische Zusammenhänge wie beim Testosteron. Obwohl mittlerweile auch viele Frauen Cholesterinsenker einnehmen, ist bisher noch nicht aufgefallen, dass diese Frauen früher in die Wechseljahre kommen oder diese mit mehr Beschwerden verlaufen.

»Cholesterinsenkung verursacht Krebs«

Diese These wird dadurch gestützt, dass in epidemiologischen Untersuchungen bei sehr niedrigen Werten in der Tat relativ häufig Krebs auftrat. Die Deutung dieses Sachverhaltes ist allerdings nicht ganz leicht: Was ist das Huhn und was das Ei? Viele der Menschen in den Studien mit niedrigen Cholesterinwerten wiesen wegen ihrer bereits vorhandenen, aber noch unentdeckten Krebserkrankung niedrige Werte auf. Andererseits sollte uns aber zu denken geben, dass es in den frühen Fibratstudien tatsächlich zu einer Übersterblichkeit bei den medikamentös Behandelten durch Krebs, Selbstmorde, Verkehrsunfälle und Gewalttaten kam. Eine überzeugende Erklärung hierfür steht noch aus. Die neueren Statinstudien konnten dies nicht bestätigen. Allerdings sind auch keine Langzeitstudien über zehn oder mehr Jahre geplant, die das »Krebsargument« endgültig vom Tisch wischen würden. Wie bei jeder Therapie gilt also: Wir müssen sehr sorgfältig mögliche Risiken und tatsächlichen Nutzen gegeneinander abwägen.

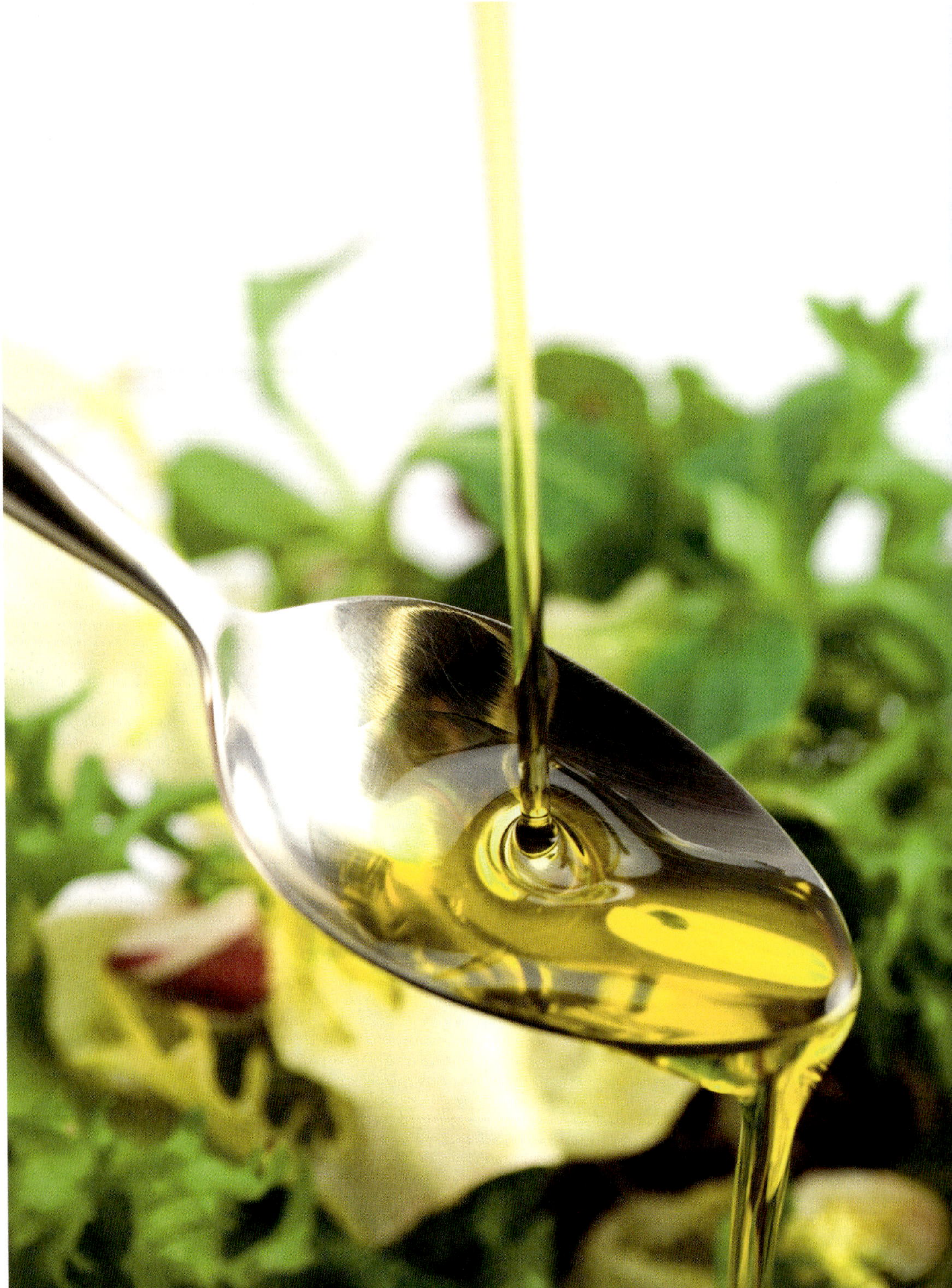

Cholesterin senken – so geht's

Viele Mediziner ziehen gar nicht erst in Betracht, dass ihre Patienten hohes Cholesterin auch ohne Medikamente senken können. Hier erfahren Sie, wie Sie Ihren Cholesterin- und Triglyceridwerten selbst wirksam zu Leibe rücken.

Gute Fette, schlechte Fette

Überzogene Heilungsversprechen stimmen meist nicht oder irgend jemand will sich eine goldene Nase daran verdienen. Hier ist es jedoch anders: Es verdient niemand daran, weil die Patienten »nur« an der Schraube Ernährung drehen müssen. Und es gibt ganz klare wissenschaftliche Hinweise, dass diese Umstellung auch funktioniert.

Wir alle wissen, dass viele Krankheiten ernährungsabhängig sind – so gäbe es bei uns kaum Diabetiker, wenn alle Menschen normalgewichtig wären, und es gäbe viel weniger Leberzirrhose, wenn wir vernünftig mit dem Alkohol umgehen würden. Nur wenigen Menschen aber ist bekannt, dass wir mit den richtigen Fetten zahlreiche Erkrankungen sehr günstig beeinflussen oder sogar heilen können, die nach gängiger Lehrmeinung immer noch als unheilbar gelten oder eine Dauermedikation erforderlich machen. Hierzu zählen:

- entzündliches Gelenkrheuma
- Asthma, chronische Bronchitis
- Hauterkrankungen: Neurodermitis, Psoriasis
- Multiple Sklerose
- entzündliche Darmerkrankungen: Morbus Crohn, Colitis ulcerosa
- koronare Herzkrankheit, Herzrhythmusstörungen

Omega-3-Fettsäuren – keine Wunderwaffe, aber hilfreich

Entgegen anders lautender Empfehlungen senken Omega-3-Fettsäuren nur minimal (0 bis 5 Prozent) das Gesamt- sowie das LDL-Cholesterin, während das gute HDL-Cholesterin höchstens geringfügig angehoben wird. Omega-3-Fettsäuren senken aber besonders gut die Triglyceride. Bei einer hohen Aufnahme von Omega-3-Fettsäuren (4 g am Tag und mehr – das ist schon sehr schwierig) können die Triglyceride um bis zu 50 Prozent gesenkt werden. Da können selbst die viel gerühmten Statine nicht mithalten. Eine hohe Zufuhr von Omega-3-Fettsäuren ist für niemanden schädlich – für Menschen mit deutlicher Erhöhung der Triglyceride und leichter Erhöhung des Cholesterins sind Omega-3-Fettsäuren der ideale Fettsenker.

Auch die entzündungshemmende Wirkung der Omega-3-Fettsäuren sollte im Rahmen der Arteriosklerose nicht unter-

WISSEN

Unsere Waffe gegen Entzündungen im Körper

Alle Fette bestehen aus Glycerin und drei Fettsäuren. Diese Fettsäuren liefern einerseits Energie, andererseits kann der Organismus aber auch Prostaglandine daraus herstellen. Prostaglandine sind Botenstoffe in unserem Körper, die unter anderem den Blutdruck, die Blutgerinnung, den Salz- und Wasserhaushalt und eben auch die Entzündungsneigung bestimmen. Wir brauchen Prostaglandine, weil sie Entzündungen fördern, damit wir uns gegen Infektionen wehren können. Wir brauchen aber auch Prostaglandine, die Entzündungen wieder bremsen können. Beide müssen in einem vernünftigen Gleichgewicht zueinander stehen. Beide Arten von Prostaglandinen werden von der Zusammensetzung der Fettsäuren in unserer Nahrung bestimmt:

- Linolsäure → Arachidonsäure → Prostaglandine Typ 1 und 2 fördern Entzündungen
- Alpha-Linolensäure → DHA, EPA → Prostaglandine Typ 3 bremsen Entzündungen

Die Fettsäuren Linolsäure und Arachidonsäure gehören zur Gruppe der Omega-6-Fettsäuren. Zu den Omega-3-Fettsäuren zählen

- Alpha-Linolensäure
- Docosahexaensäure (DHA)
- Eicosapentaensäure (EPA)

schätzt werden. Wir wissen heute, dass Arteriosklerose auch etwas mit Entzündung zu tun hat. Können wir die Entzündungsneigung im Körper herunterregulieren, dann gibt es auch weniger Arteriosklerose. Die Omega-3-Fettsäuren sind dazu in der Lage und können so einen Teil ihrer Schutzwirkungen entfalten.

Wirksam bei Herzrhythmusstörungen

Omega-3-Fettsäuren können noch mehr. Sie alle kennen ASS (Acetylsalicylsäure, z. B. Aspirin). Es soll ja das »Blut dünner machen«. Das ist so nicht ganz richtig. Korrekt muss es heißen: Es hemmt die Thrombozytenaggregation. Thrombozyten sind unsere Blutplättchen, die bei einer Verletzung aktiv werden, zusammen mit anderen Gerinnungsfaktoren eine Wunde verschließen und uns so vor dem Verbluten schützen. Manchmal gibt es allerdings auch raue Stellen an den Gefäßwänden (bei beginnender Arteriosklerose), die von den Thrombozyten irrtümlich für eine Verletzung gehalten werden. Die Thrombozyten lagern sich an und können das Gefäß verschließen.

Die meisten Herzinfarkte entstehen nämlich nicht durch ein langsames Zuwachsen, sondern durch einen plötzlichen Verschluss einer Verengung, die keineswegs sehr ausgeprägt sein muss. Hier setzt die positive Wirkung von ASS an. Es behindert die Fähigkeit der Thrombozyten, ein Gefäß zu verschließen, ein ganz klein wenig. Gefährdete profitieren davon, indem die Wahrscheinlichkeit eines Infarkts um einige wenige Prozente (nicht mehr und nicht weniger) abnimmt. Genau dasselbe können aber auch unsere Omega-3-Fettsäuren. Allerdings: Man kann nicht sagen, dass ein Heringsbrötchen dieselbe Wirkung auf die Gerinnung wie eine Aspirin 100 hat.

Die Hauptwirkung der Omega-3-Fettsäuren aber ist die Vermeidung von plötzlichem Herztod. Man hat in mehreren Studien festgestellt, dass schon ab 1 Gramm Omega-3-Fettsäuren pro Tag der Herztod 30 Prozent seltener auftritt – vermutlich durch Vermeidung von Kammerflimmern, einer meist tödlichen Herzrhythmusstörung. Während von einigen Medikamenten zur Behandlung von Herzrhythmusstörungen mittlerweile nachgewiesen wurde, dass zwar die Herzrhythmusstörungen reduziert werden, dafür aber die Sterblichkeit sogar ansteigt, schützen Omega-3-Fettsäuren tatsächlich das Leben. Es gibt kein Medikament, welches so deutlich das Leben von an Herzrhythmusstörungen erkrankten Menschen erhält wie Omega-3-Fettsäuren – noch dazu praktisch ohne Nebenwirkungen. Daher gibt es mittlerweile Omega-3-Brot, welches sogar von der Deutschen Herzstiftung empfohlen wird. Ich habe gar nichts gegen dieses Brot oder Omega-3-Eier, aber die Dosis an Omega-3-Fettsäuren ist viel zu gering, selbst wenn Sie mehrere Scheiben oder Eier essen würden.

Im richtigen Verhältnis zueinander: Omega-3 und Omega-6

Im Laufe der Menschheitsgeschichte – vor allem in den letzten hundert Jahren – hat sich bei den Fettsäuren ein Ungleichgewicht entwickelt, welches sich als fatal erweisen könnte. Während Steinzeitmenschen noch genauso viele Omega-3-Fettsäuren wie Omega-6-Fettsäuren aßen, hatte die Kost bereits vor hundert Jahren schon ein Verhältnis von Omega-3 zu Omega-6 von 1:3 bis 1:10 (dies wird noch als befriedigend angesehen). Idealerweise sollten wir aber von beiden Fettsäuren gleich viel essen. Die Menschen in modernen Industriegesellschaften hingegen nehmen zehn- bis fünfzig Mal so viel Omega-6-Fettsäuren wie Omega-3-Fettsäuren zu sich. Eigentlich ist es dann kein Wunder, wenn die Entzündungskrankheiten in unserer Gesellschaft immer mehr zunehmen. Eine Ausnahme bilden die Eskimos: Weil sie so viel Fisch essen, kommen sie auf ein Omega-3- zu Omega-6-Verhältnis von 1:1. Folge: Die oben erwähnten Krankheiten sind bei den Eskimos kaum bekannt.

Doch auch die Eskimos haben in den letzten Jahren ihre Ernährung langsam »verwestlicht«, sie nehmen Junkfood zu sich und in der Konsequenz beginnen die besagten Erkrankungen auch bei ihnen um sich zu greifen. Wir sollten also alle unsere Ernährung weg von den Omega-6-Fettsäuren und hin zu den Omega-3-Fettsäuren umstellen. Und die Erkrankten sollten dies hingegen nicht tun, sie müssen es tun!

Wo Omega-3-Fettsäuren enthalten sind

Eines kann ich Ihnen gleich sagen: Es reicht nicht aus, eine Fischölkapsel oder zwei Omega-3-Eier oder drei Scheiben Omega-3-Brot zu essen – all das gibt es zwar mittlerweile, Sie können es aber wegen des geringen Gehaltes vergessen. Ausnahme: Fischölkapseln, wenn Sie mindestens sechs bis 12 täglich davon schlucken! Allerdings bestehen auch Fischölkapseln normalerweise nur zu einem Drittel aus Omega-3-Fettsäuren. Bei 500 mg Fischöl kämen Sie auf 133 mg reine Omega-3-Fettsäuren. Sie müssen also sechs Kapseln einnehmen, um 1 Gramm Omega-3-Fettsäuren zu erreichen. Und dies wäre die absolut untere Grenze einer therapeutisch wirksamen Omega-3-Fettsäurezufuhr!

Fetter Seefisch: Auf mehrere Gramm Omega-3-Fettsäuren kommen Sie, wenn Sie eine gute Portion fetten Seefisch essen. Die folgende Liste gibt den Gehalt von 100 g verschiedener Fische an Omega-3-Fettsäuren an:

- Hering 2 040 mg
- Thunfisch 1 380 mg
- Lachs 750 mg
- Makrele 630 mg
- Aal 260 mg
- Forelle 140 mg
- weitere fettarme Fische: weniger als 100 mg
- 1 Fischölkapsel (½ g) 133 mg

Pflanzliche Öle: Von den pflanzlichen Lieferanten ist das Leinöl mit hohem Gehalt der Omega-3-Fettsäure Alpha-Linolensäure hervorzuheben:

- Leinöl mit 58 Prozent
- Hanföl mit 20 Prozent
- Rapsöl mit 10 Prozent
- Walnuss-, Soja- und Weizenkeimöl mit 5 bis 7 Prozent

Alle anderen Öle haben einen Omega-3-Fettsäuregehalt von unter 1 Prozent. Zur Erhöhung der Omega-3-Fettsäurezufuhr aus Pflanzen sind Lein- und Hanföl besonders gut geeignet.

Die Alpha-Linolensäure hat allerdings einen Haken: Sie muss erst in EPA und DHA umgewandelt werden, damit hieraus die entzündungshemmenden Prostaglandine entstehen können. Dieselben Enzyme, die diesen Stoffwechselschritt bewerkstelligen, verstoffwechseln allerdings auch die Omega-6-Fettsäuren Linolsäure und Arachidonsäure. Diese konkurrieren

WISSEN

Neue Fischölkapseln auf dem Markt

Mittlerweile gibt es auch Fischölkapseln, bei denen der Omega-3-Fettsäuregehalt auf ca. 80 % hochkonzentriert wurde. Von diesen Kapseln (z. B. Omacor®, Zodin®) bräuchten Sie täglich nur 1–2 zu nehmen, um in den »wirksamen Bereich« zu gelangen. Nebenbei bemerkt: Diese Kapseln führen nicht zu einem »fischen Aufstoßen«, da die Fette davon als Ester vorliegen.

also mit den Omega-3-Fettsäuren um die Weiterverarbeitung. Nur wenn wir eine hohe Zufuhr an Omega-3-Fettsäuren bei gleichzeitig geringer Zufuhr an Linol- und Arachidonsäure haben, entstehen wirklich wenig ungünstige und viele günstige Prostaglandine. Das bedeutet, dass wir diese Fettsäuren weitgehend aus der Nahrung verbannen müssen – bis auf einige wenige Gramm Linolsäure, die als lebensnotwendig angesehen werden.

Mittlerweile gibt es Kapseln aus Perilla-Öl, die als besonders wertvoll angepriesen werden, da Perilla-Öl den höchsten Omega-3-Gehalt unter allen Ölen aufweist. Diese Kapseln sind im Prinzip nicht schlecht. Ich rate meine Patienten dennoch dringend von einer Einnahme ab – ganz einfach, weil dieses Präparat maßlos überteuert ist. Das Leinöl steht dem Perilla-Öl in nichts nach, kostet aber nur einen Bruchteil dessen. Leinöl enthält 58 Prozent Omega-3-Fettsäuren, Perilla-Öl mit 60 Prozent nur unwesentlich mehr. Um auf den Gehalt eines Esslöffels Leinöl zu kommen, müssten Sie etwa 10 Perilla-Öl-Kapseln schlucken.

▼ Ernähren Sie sich so oft es geht vegetarisch und nehmen Sie jeden Tag einen Esslöffel Leinöl zu sich – einfach das gegarte Gemüse damit beträufeln.

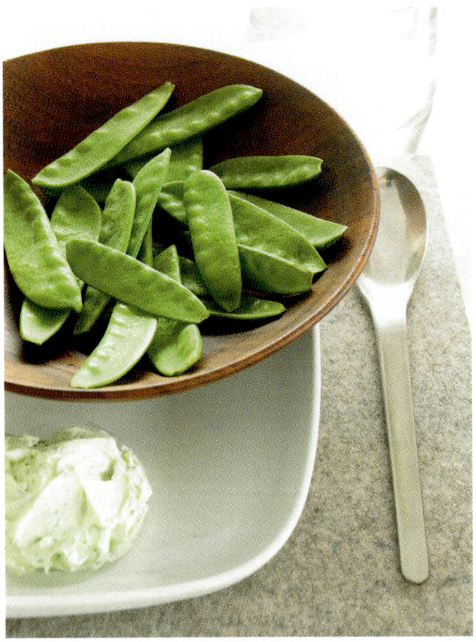

Neben der hohen Zufuhr von Omega-3-Fettsäuren sollten Sie darauf achten, wenig Linolsäure und Arachidonsäure zuzuführen. Linolsäure ist enthalten in:

- Distelöl mit 75 Prozent
- Traubenkernöl mit 71 Prozent
- Sonnenblumenöl mit 65 Prozent
- Maiskeimöl mit 59 Prozent
- Sesamöl mit 45 Prozent

Arachidonsäure kommt praktisch nur in tierischen Fetten vor. Besonders reich sind folgende Lebensmittel (pro 100 g):

- Schweineschmalz 1 700 mg
- Eigelb 254 mg
- Leberwurst 208 mg
- Schinken 130 mg
- mageres Schweinefleisch 120 mg
- Butter 83 mg
- Rind/Kalb 50–60 mg
- Geflügel 50 mg
- Camembert (60 %) 34 mg
- Schlagsahne (30 %) 32 mg
- Milch (3,5 %) 4 mg
- fettarme Milchprodukte sind relativ arachidonsäurearm

Die richtige Balance – so geht's

Wir müssen Omega-6-Fettsäuren nicht völlig aus dem Weg gehen. Das ist weder notwendig, noch sinnvoll. Aber das Verhältnis sollte bei 1:1 bis 1:3 liegen, wenn wir Entzündungen eindämmen wollen. Der Gesunde kann durchaus ein Verhältnis von 1:3 bis 1:5 haben. Und so geht's:

- Essen Sie mindestens zwei- bis dreimal in der Woche eine Portion eines fetten Fisches.
- Nehmen Sie jeden Tag einen Esslöffel Leinöl zu sich – auf die Pellkartoffeln, in die Suppe oder ins Dressing. Ersatzweise können Sie auch Hanföl benutzen.
- Braten Sie nicht mit Lein- oder Hanföl.
- Braten Sie mit Olivenöl, Butter oder Kokosfett.
- Olivenöl können Sie nach Belieben verwenden, da Olivenöl hauptsächlich aus Ölsäure besteht, welche als Omega-9-Fettsäure weder entzündungsfördernd, noch -hemmend wirkt.
- Ernähren Sie sich so oft es geht vegetarisch (abgesehen von Fisch).
- Legen Sie einen Obst-, Saft- oder Reistag in der Woche ein.
- Fasten Sie ein- bis zweimal im Jahr für ein oder zwei Wochen, um Fette abzubauen und weitere Risikofaktoren (z. B. Gewicht, Bluthochdruck) zu senken.

Die wichtigsten Pflanzenöle und ihre Verwendung

	Sonnenblumenöl	Weizenkeimöl	Rapsöl	Olivenöl	Distelöl	Leinöl	Hanföl	Maiskeimöl	Kokosfett	Butter	Walnussöl	Sojaöl	Traubenkernöl	Sesamöl	Erdnussöl
ges. Fettsäuren	11	16	8	14	9	10	10	13	87	48	9	14	11	13	20
EUFS (einfach ungesättigte Fettsäuren)	21	18	55	74	12	18	12	29	7	23	16	21	18	40	56
MUFS (mehrfach ungesättigte Fettsäuren)	63	61	32	9	75	68	58	53	2	3	71	62	71	44	22
Alpha-Linolensäure (zuführen)		●	●			●●	●●				●	●			
Küchenpraxis: Was ist zu beachten?	nicht braten	nicht braten	bedingt zum Braten	gut zum Braten	nicht braten	nicht braten	nicht braten	nicht braten	gut zum Braten	gut zum Braten	nicht braten	nicht braten	nicht braten	nicht braten	nicht braten
Empfehlenswert bei hohem Cholesterin?	●	●	●●	●●	●	●●	●●	●			●	●	●	●	●

Die alte Diskussion: Butter oder Margarine?

Natürlich hat Butter mit mehr als 200 mg pro 100 g einen sehr hohen Cholesteringehalt. Butter enthält auch viele gesättigte Fettsäuren, die den Cholesterinspiegel im Blut in die Höhe treiben können. Auf der anderen Seite enthält Butter aber auch einige kurzkettige und ungesättigte Fettsäuren, die ihrerseits wieder das Cholesterin senken können.

Komplex zusammengesetzte Lebensmittel dürfen wir nicht einfach nach einzelnen Inhaltsstoffen beurteilen, vielmehr müssen wir das Lebensmittel in seiner Gesamtheit würdigen. Nun möchte ich keineswegs behaupten, dass Butter völlig neutral oder sogar senkend auf den Cholesterinspiegel wirkt. Reichliche Butterzufuhr – und das hat man in »Fütterungsversuchen« an Menschen mit exzessiv hohen Buttermengen herausgefunden – lässt das Cholesterin aber auch nicht so stark steigen wie befürchtet.

Ist Margarine besser?

Da Margarine aus pflanzlichen Ölen und Fetten hergestellt wird, ist sie praktisch cholesterinfrei. Der hohe Gehalt an ungesättigten Fettsäuren wirkt cholesterinsenkend. Das Problem: Bei der Härtung entstehen Transfettsäuren, die Ihr Cholesterin in die Höhe treiben. Wenn Sie sich für Margarine entscheiden, dann wählen Sie eine Reform- oder Diätmargarine, die aufgrund ihrer besonderen Herstellung garantiert frei von Transfettsäuren ist. Denn wenn Sie die Butter durch eine transfettsäurereiche Margarine ersetzen, dann treiben Sie den Teufel mit dem Beelzebub aus.

Und was kommt aufs Brot?

Machen Sie's doch wie die Bewohner der Mittelmeerländer. Der griechische Schafshirte kann auf der Weide weder Margarine noch Butter für sein Fladenbrot verwenden, da ihm das Fett bei den sommerlichen Temperaturen wegschmelzen würde. Also träufelt er ein paar Tropfen kalt gepresstes Olivenöl auf sein Brot. Dazu ein paar Knoblauchzehen und ein paar Tomaten – fertig ist ein nahrhaftes, schmackhaftes und cholesterinsenkendes Mahl. Das Olivenöl erniedrigt das schädliche LDL, ohne das gute HDL zu beeinflussen. Knoblauch wirkt auf die Gerinnung prinzipiell ähnlich wie Aspirin. Und Tomaten enthalten das antioxidativ stark wirksame Lycopin. Nun schmeckt Olivenöl gut zu Käse, Soja- oder Hefeaufstrichen. Ein Honigbrötchen mit Olivenöl ist aber vielleicht doch nicht jedermanns Sache. Hier sei die Butter (oder die Reform- oder Diätmargarine) erlaubt – Sie müssen sie ja nicht zentimeterdick aufs Brötchen streichen.

Warum Halbfettmargarine Quatsch ist

»Aber damit können wir doch viel Fett und damit Kalorien einsparen!« Bei Halbfettmargarine wird mit viel Chemie Fett durch Wasser ersetzt. Sie bezahlen also Geld für Wasser und belasten Ihren Organismus mit Chemikalien. Warum schmieren Sie nicht gleich die Butter oder Margarine halb so dick aufs Brot? Damit erreichen Sie dasselbe.

Ist Ghee günstiger als Butter?

Ghee (ayurvedische, geklärte Butter, sprich: Gi) entsteht, wenn Butter stundenlang gekocht wird. Dadurch weichen Wasser und Eiweiß aus der Butter. Das Cholesterin bleibt allerdings vollständig erhalten – im Gegenteil: Dadurch, dass das Wasser restlos entfernt wird, steigt die Konzentration an Cholesterin sogar um etwa zehn bis 20 Prozent. Für Ghee gilt daher prinzipiell dasselbe wie für die Butter: Sparsame Verwendung ist erlaubt. Die äußerliche Anwendung von Ghee treibt übrigens nicht das Cholesterin in die Höhe.

▼ Wenn Sie Butter durch eine transfettsäurereiche Margarine ersetzen, dann treiben Sie den Teufel mit dem Beelzebub aus.

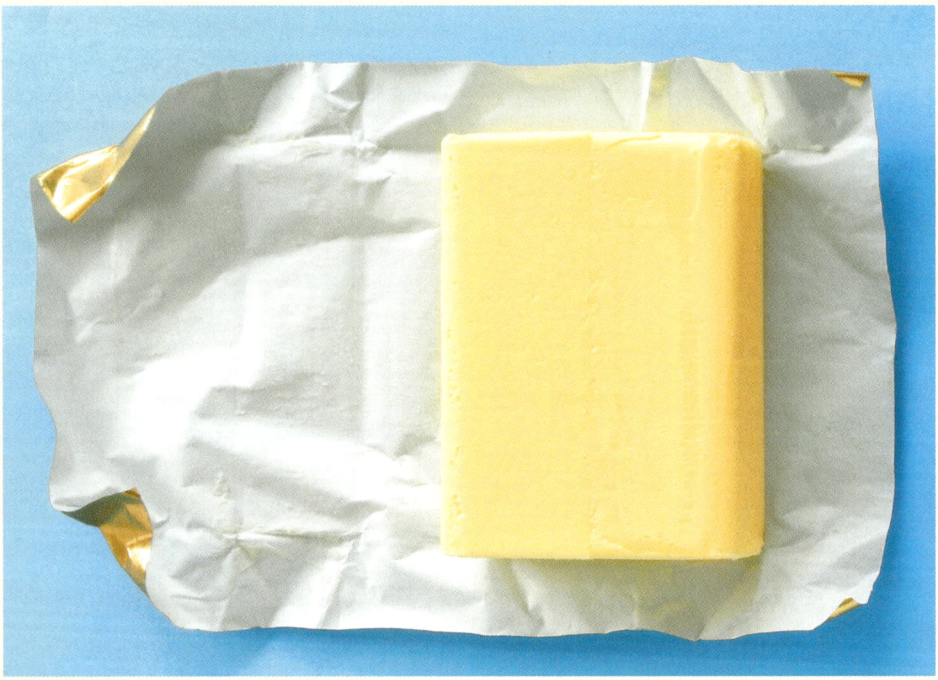

Transfettsäuren sind die eigentlichen Killerfette

Transfettsäuren entstehen, wenn Pflanzenöle gehärtet werden, z.B. bei der Herstellung von Margarine. Aber auch, wenn Öle beim Frittieren extrem hoch und wiederholt erhitzt werden. Transfettsäuren erhöhen den Cholesterinspiegel und dabei vor allem die ungünstige LDL-Fraktion. Längerfristig begünstigen sie so das Entstehen von Arteriosklerose und Herz-Kreislauf-Erkrankungen.

Normalerweise liegen ungesättigte Fettsäuren chemisch in der Cis-Form vor. Während es chemisch zwischen Cis- und Transfettsäure keinerlei Unterschied gibt, werden die physikalischen Eigenschaften enorm verändert, z.B. haben Transfettsäuren einen deutlich höheren Schmelzpunkt. Die Cisfettsäure weist an der Doppelbindung einen Knick auf, die Transfettsäure hingegen ist gerade. Dadurch gehen die positiven biologischen Eigenschaften der Cis-Fettsäure vollständig verloren, ja sie verkehren sich sogar ins Gegenteil.

Anstieg des Herzinfarktrisikos um 100 Prozent

Nun könnte man einwenden: »Schön und gut, im Laborversuch, im Reagenzglas finden wir diese schädlichen Eigenschaften der Transfettsäuren. Aber was hat das mit dem täglichen Leben zu tun?« Sehr viel, wie folgende Studie zeigt: Im Rahmen der amerikanischen Nurses-Health-Study wurden etwa 100 000 Krankenschwestern nach ihrer Fettzufuhr gefragt. Dann wertete man nach einigen Jahren statistisch aus, welche Fettzufuhr das Risiko für die Herzkranzgefäße senkte und welche es ansteigen ließ.

Ergebnis: Eine hohe Zufuhr von gesättigten (harten) Fetten ließ das Risiko um 17 Prozent ansteigen. Viel Cholesterin (wir sprechen hier von der Nahrungszufuhr, nicht vom Cholesterin im Blut) führte zu einem um 12 Prozent erhöhten Risiko – immerhin, aber bei Weitem nicht so viel, wie man befürchtet hatte. Einfach ungesättigte

Kleiner Knick, große Wirkung

Cisfettsäure	Transfettsäure
senkt Cholesterin	erhöht Cholesterin
senkt LDL	erhöht LDL
erhöht HDL (manche)	senkt HDL
macht das Blut dünnflüssiger	macht das Blut dickflüssiger
hemmt die Thrombozyten	lässt die Thrombozyten leicht verklumpen

Transfettsäuregehalt verschiedener Lebensmittel

Lebensmittel	Gehalt an Transfetten
Schweinefleisch	weniger als 1 Prozent
Rindfleisch	4 Prozent
Hammel, Lamm	7–10 Prozent
Milchfett	3–6 Prozent
Suppen-, Saucenpulver	9 Prozent
Backwaren	bis zu 15 Prozent
Süßigkeiten	bis zu 15 Prozent
Frittierfett	bis zu 30 Prozent
Backfett	bis zu 30 Prozent
Markenmargarine	5 Prozent
billige Margarine	bis zu 20 Prozent
Reform-, Diätmargarine	0 Prozent

Fettsäuren senkten das Risiko um 20 Prozent, mehrfach ungesättigte Fettsäuren sogar um 40 Prozent. Das hatte man alles so erwartet, wenngleich das Ausmaß bei einigen Faktoren über-, bei anderen unterschätzt worden war. Die größte Überraschung gab es hingegen bei den Transfettsäuren: Eine hohe Zufuhr führte hier zu einem Anstieg des Risikos um 100 Prozent, d. h. zu einer Verdopplung! Alle anderen Fette – besonders das so viel gescholtene Cholesterin in der Nahrung – waren gegenüber dem Effekt der Transfettsäuren geradezu unbedeutsam.

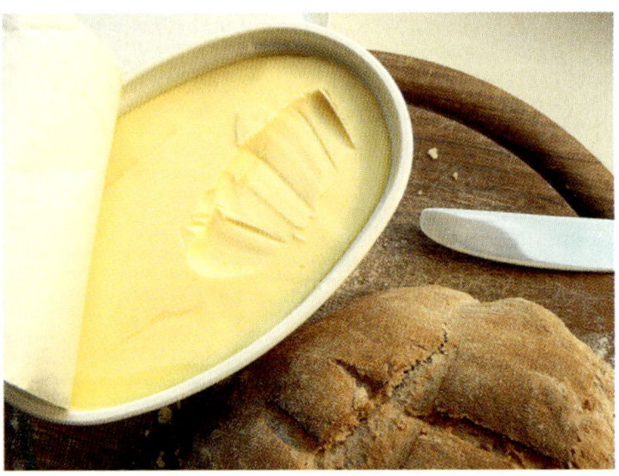

◀ Greifen Sie stets zu Reform- oder Diätmargarine, da billige Sorten womöglich die sehr schädlichen Transfette enthalten.

Transfettsäuren aus dem Weg gehen

Grundsätzlich gilt: Je stärker ein fetthaltiges Lebensmittel verarbeitet ist und je höher es erhitzt wurde, umso mehr Transfett-

WISSEN

Kennzeichnungspflicht für Transfettsäuren: in den USA in der Diskussion

Die amerikanische Herzgesellschaft – das ist die weltweite führende Institution in der Kardiologie – warnt in ihren Richtlinien für die Vorbeugung und Behandlung ausdrücklich vor der Zufuhr von Transfettsäuren. Die FDA (die amerikanische Lebensmittelbehörde) überlegt sich sogar eine Kennzeichnungspflicht. Auch wenn es in den USA noch keine Kennzeichnungspflicht gibt, sind nahezu auf allen industriell hergestellten Lebensmitteln mittlerweile die Transfettsäurengehalte aufgedruckt. Es gibt sogar Restaurants, die sich als »transfettsäurefreie Zonen« bezeichnen. Daran können Sie ermessen, welche Bedeutung den Transfettsäuren in den USA mittlerweile beigemessen wird. Und in Deutschland? Fragen Sie Ihren Kardiologen doch spaßeshalber einmal nach der Bedeutung von Transfettsäuren und wo diese enthalten sind. Ich mache Ihnen aber nicht allzu viel Hoffnung, dass sie Wesentliches erfahren (Ausnahmen bestätigen die Regel). Bei der Ernährung gilt: Meiden Sie gesättigte Fettsäuren, meiden Sie Cholesterin, erhöhen Sie die Zufuhr von Omega-3-Fettsäuren (S. 65). Das Wichtigste ist aber: Meiden Sie Transfettsäuren wie der Teufel das Weihwasser!

säuren enthält es. Transfettsäuren sind der für die Herzkranzgefäße gefährlichste Nahrungsbestandteil. Dies ist wissenschaftlich anerkannt, in Deutschland aber noch weitgehend unbekannt. Meiden Sie daher stark erhitzte und raffinierte Fette und Öle oder daraus hergestellte Lebensmittel.

Wir sehen also, dass Margarine teilweise recht viel der gefährlichen Transfettsäuren enthält. Die Transfettsäuren entstehen durch hohe Temperaturen oder durch chemische Härtung. Besonders viele stecken in billiger Margarine.

Achtung: Auch hochwertige ungesättigte Fettsäuren können bei hoher Temperatur in schädliche Transfettsäuren umgewandelt werden. Dies gilt für Sonnenblumen-, Walnuss- oder Weizenkeimöl. Ein besonders schlechter Tag würde folgendermaßen aussehen: Essen Sie morgens ein Croissant, mittags eine Portion vor Fett triefender Pommes frites (am besten aus einer Pommes-Bude, wo es schon etwas »mümmelt«, weil das Fett seit drei Tagen nicht mehr gewechselt wurde) und zwischendurch reichlich Schokoriegel. Verwenden Sie billiges raffiniertes Sonnenblumenöl und schmieren sich eine preiswerte Margarine aufs Brot.

Das richtige Bratfett: Ihr Herz wird es Ihnen danken

Bevorzugen Sie kalt gepresste Pflanzenöle und meiden Sie industriell hergestellte

Lebensmittel weitgehend. Ihr Herz wird es Ihnen danken. Braten Sie niemals mit Fetten, die reich an ungesättigten Fettsäuren sind, z. B. Sonnenblumenöl oder Weizenkeimöl. Wenn Sie braten (sollte ohnehin eher selten geschehen), dann nehmen Sie Butter oder Olivenöl, welche noch am ehesten hitzestabil sind, wenn Sie nicht zu lange oder sehr scharf anbraten. Kokosfett ist das hitzebeständigste Fett, besteht aber fast ausschließlich aus den auch nicht so ganz günstigen gesättigten Fettsäuren.

Die Mittelmeerdiät

Die Grundsätze der Mittelmeerkost sind eigentlich gar nicht so sensationell. Vor allen Dingen besteht sie keineswegs nur aus Olivenöl und Rotwein, worauf sie hierzulande gern reduziert wird.

Zu den wichtigsten Regeln der sogenannten Mittelmeerdiät zählen folgende Aspekte:

- bevorzugt Salat, Gemüse und Obst
- Fleisch ist nicht Hauptsache, sondern Beilage
- mehr Fisch als in Mitteleuropa
- viel kalt gepresstes Olivenöl
- ein Gläschen Rotwein
- oft frisch zubereitetes Essen
- langes Essen, gute Stimmung

Insgesamt weist die Mittelmeerkost einen hohen Anteil an Antioxidanzien aus Salaten, Gemüse und Obst auf. Die Fische führen wichtige Omega-3-Fettsäuren zu.

Gute Fette

Die Fette der Mittelmeerdiät stammen weniger aus tierischen als aus pflanzlichen Produkten. Hier ist in erster Linie natürlich das Olivenöl zu nennen. Dieses enthält viel von der einfach ungesättigten Ölsäure, die LDL leicht senkt, aber das HDL unbeeinflusst lässt, sodass der LDL-HDL-Quotient verbessert wird. Das kalt gepresste Öl (extra virgine) enthält noch viele Polyphenole. Das sind sekundäre Pflanzeninhaltsstoffe, die auch antioxidativ wirken. Nicht zuletzt hat vielleicht auch die gelassene und optimistische Stimmung der mediterranen Bevölkerung eine nicht zu unterschätzende Schutzwirkung: »dolce vita« und »dolce far niente« für Italien, »c'est la vie« für Frankreich und »siga, siga« für Griechenland.

Ernährung: Cholesterin in den Griff kriegen

Eier galten lange Zeit als die Cholsterinfalle schlechthin, doch gibt es wirksamere Schrauben in der Ernährung, an denen Sie drehen und Ihr Cholesterin senken können. Margarine oder Butter? Ist das Frühstücksei nun ganz vom Tisch? Und was hat es überhaupt mit den Ballaststoffen auf sich? Finden Sie heraus, wie Sie mit Ihrer Ernährung auch Ihr Cholesterin senken können.

Eine vollwertige Ernährung versorgt uns nicht nur mit ausreichend Energie, sondern auch mit allen essenziellen Nährstoffen und sekundären Pflanzeninhaltsstoffen, die zum Erhalt des Lebens, der Leistungsfähigkeit aller Organe und Stoffwechselfunktionen und der Lebensqualität beitragen. In entsprechender Dosierung können bestimmte Inhaltsstoffe den Cholesterinspiegel senken oder erhöhen.

Cholesterinlieferant Nummer 1: Fleisch

Jedes Kind weiß inzwischen, dass tierische Fette reich an Cholesterin sind. Eine nahe liegende Empfehlung ist daher, fettes Fleisch zu meiden bzw. das Fett vom Fleisch abzuschneiden. Mageres Fleisch oder Geflügel verkaufen sich daher immer besser. Erst vor wenigen Jahren hat ein Wissenschaftler diesen Ratschlag nachgeprüft. Er untersuchte verschiedene Teile desselben Tieres auf den Fett- und den Cholesteringehalt. Heraus kam dabei das folgende überraschende Ergebnis: Es gibt praktisch keinen Unterschied zwischen sehr fettarmen Stücken wie Filet mit nur 1,6 Prozent Fettgehalt (56 mg Cholesterin je 100 g) und Rückenspeck mit über 80 Prozent Fettgehalt (58 mg Cholesterin). Eine Ausnahme bilden lediglich innere Organe wie Leber oder Hirn, die nochmals ein Mehrfaches an Cholesterin enthalten.

Diese Empfehlung können Sie also getrost vergessen. Wenn Sie Cholesterin in nennenswertem Umfang in der Nahrung einsparen wollen, dann bleibt Ihnen nichts anderes übrig, als Fleisch und Wurstwaren – sowohl fett als auch mager – generell deutlich einzuschränken oder gar ganz wegzulassen. Wir wissen, dass heute mehr als 50 Prozent der gesamten deutschen Cholesterinzufuhr aus dieser Quelle stammt. Wenn wir deutliche Effekte erzielen wollen, dann müssen Sie an diesen Brocken ran. Die Frage »Butter oder Margarine?« ist demgegenüber praktisch zu vernachlässigen.

Eine leckere Alternative: Soja

Sojaprodukte weisen eine ganze Reihe von Vorteilen für Menschen mit Fettstoffwechselstörungen auf: Sojaprodukte (z. B. Schnitzel, Tofu, Sojabolognese) sind ein guter Fleischersatz, der noch dazu cholesterinfrei ist. Die Sojabohne ist eine Hülsenfrucht und daher sehr reich an Ballaststoffen, was zusätzlich zu einer Cholesterinsenkung beiträgt. Die mehrfach ungesättigten Fettsäuren in Sojaöl senken das Cholesterin. Sojaöl gehört auch zu den wenigen Pflanzenölen, die nennenswerte Mengen (5–7 Prozent) Omega-3-Fettsäuren enthalten. Soja enthält Phytosterine. Wer also viel Soja zu sich nimmt, benötigt keine überteuerten Lebensmittel, die künstlich mit Phytosterinen angereichert sind (S. 81). Soja enthält Phytoöstrogene, die alte Menschen vor Osteoporose und Frauen vor Wechseljahrsbeschwerden schützen. Frauen, die bereits in jungen Jahren viel Soja zu sich nehmen, erkranken später viel weniger an Brustkrebs, Männer bekommen viel weniger Prostatakrebs – hierzu ist allerdings eine regelmäßige Einnahme über Jahrzehnte erforderlich.

Starten Sie das Vegetarierexperiment

Natürlich sollten wir Cholesterin in der Nahrung weitgehend meiden. Je vegetarischer eine Kost ist, desto weniger Cholesterin enthält sie. Von einer vegetarischen Kost wissen wir, dass sie das Cholesterin innerhalb von vier Wochen durchschnittlich um 12 Prozent senken kann (eigene wissenschaftliche Untersuchung). Bei Menschen, die vorher täglich Fleisch und Wurst verzehrten, kann sogar eine Senkung von 20 Prozent (im Durchschnitt,

Je vegetarischer eine Kost ist, desto weniger Cholesterin enthält sie

ersetzen Sie:		durch:
Fleisch (auch mageres!)	→	Fisch (vor allem den fetten!)
Weißbrot, Graubrot	→	Vollkornbrot
Weißmehlbrötchen	→	Vollkornbrötchen
Margarine	→	Reform- oder Diätmargarine
Butter	→	Olivenöl (wo geschmacklich möglich)
Fleischmahlzeiten	→	Gemüseauflauf, Sojagerichte
Wurst	→	Hefe-, Sojaaufstriche, Fisch
fetten Käse	→	mageren Käse, besser: vegetarische Aufstriche

WISSEN

Kennzeichnung cholesterinfreier Lebensmittel

Was würden Sie davon halten, wenn Sie auf einer Flasche mit Mineralwasser den Aufdruck lesen würden: garantiert alkoholfrei! Ich glaube, Sie würden sich etwas veralbert fühlen. Und genau das werden Sie auch. Eine Selbstverständlichkeit sollte nicht marktschreierisch beworben werden. Und es ist selbstverständlich, dass alle pflanzlichen Lebensmittel absolut cholesterinfrei sind. Das gilt auch für Sojaprodukte. Wenn ein Lebensmittelhersteller eine Selbstverständlichkeit auf seinen Produkten in besonderem Maße herausstellt, so dient dies nicht der Information, sondern der Verdummung des Kunden. Und es wird noch schlimmer: Oft sind sogar Produkte, die in dieser Weise angepriesen werden, nicht nur nicht nützlich, sondern sogar schädlich. Beispiel: Auf einer Packung mit Kartoffelchips prangt in bunten, leuchtenden Buchstaben das Gesundheit verheißende Zauberwort cholesterinfrei. Das ist richtig. In Chips steckt aber jede Menge Fett und beim Herstellungsprozess entstehen durch die hohen Temperaturen gefährliche Transfettsäuren, die das Cholesterin sogar steigern können.

teilweise sogar noch wesentlich mehr) erzielt werden. Die modernen Statine, die heute als der Stein der Weisen in der Cholesterinbehandlung angesehen werden, erreichen auch keine wesentlich bessere Cholesterinsenkung. Jeder, bei dem eine Cholesterinsenkung vonnöten ist, sollte also ein vierwöchiges Selbstexperiment anstellen: Ernähren Sie sich in dieser Zeit konsequent vegetarisch. Meiden Sie Fleisch und Wurst gänzlich! Fisch, besonders fetter, ist jedoch erlaubt. Wenn Sie Käse und andere Milchprodukte zu sich nehmen, dann bevorzugen Sie fettarme Sorten unter 20 Prozent Fett i.Tr., fettarme Milch oder Joghurt mit 1,5 Prozent Fett oder weniger. Sparen Sie Eier ein, wo es möglich ist.

Fisch: am besten fette Sorten

Fische enthalten die wichtigen Omega-3-Fettsäuren (S. 65.). Obwohl Fisch als tierisches Lebensmittel auch Cholesterin enthält, werden sie Herzpatienten im wahrsten Sinne des Wortes »ans Herz gelegt«. Die wichtigsten Fische sind

- Hering
- Lachs
- Thunfisch
- Makrele

Alle anderen Sorten – insbesondere magere und Süßwasserfische sind relativ arm an Omega-3-Fettsäuren. Krustentiere und

Meeresfrüchte wie Muscheln, Hummer, Garnelen oder Krabben enthalten zwar auch einige Omega-3-Fettsäuren, sind dafür aber auch extrem reich an Cholesterin, sodass diese Meeresprodukte dem Herz- oder Cholesterinpatienten nicht empfohlen werden – von gelegentlichen Ausnahmen abgesehen.

Von nun an kein Frühstücksei mehr?

Eier gehören (neben Krustentieren und Innereien) zu den cholesterinreichsten Lebensmitteln überhaupt. Ein normal großes handelsübliches Ei enthält etwa 240 mg Cholesterin. Daher werden in der konventionellen Ernährungsberatung die Eier strikt untersagt. Menschen mit hohen Cholesterinwerten sollten daher Eier meiden wie der Teufel das Weihwasser. Dieser Vergleich ist übrigens sehr passend. In der Cholesterindiskussion finde ich nämlich erstaunlich viel Ideologie, ja sogar religiösen Fanatismus. Die meisten Empfehlungen halten einer rationalen Betrachtung und einer strengen wissenschaftlichen Diskussion nämlich kaum stand. Übrigens: Nur das Eigelb enthält Cholesterin, Eiweiß ist cholesterinfrei.

Ich will hier keineswegs behaupten, dass Eier Cholesterin senken. Nein, Eier führen schon zu höheren Cholesterinwerten. Aber diese steigen bei Weitem nicht so stark an wie befürchtet. Wie so oft kommen wir weiter, wenn wir nicht einem vereinfachenden Ursache-Wirkungs-Denken verhaftet sind, sondern alle Aspekte ganzheitlich betrachten. Immerhin fand sich vor Kurzem selbst im eher konservativen Deutschen Ärzteblatt eine ähnliche Betrachtungsweise zum Thema Ei. Dort wurde zwar auch der hohe Cholesteringehalt der Eier erwähnt, allerdings wurde auch der Lezithingehalt des Eigelbs gewürdigt. Und Lezithin senkt das Cholesterin. Auch beim »Thema Ei« müssen wir uns also an die legendäre Empfehlung unseres Altbundeskanzlers Helmut Kohl halten: »Entscheidend ist, was hinten rauskommt.«

WISSEN

Alkohol – ein Schlückchen in Ehren?

Alkohol wird ja allenthalben wegen seiner herzschützenden Wirkung gelobt. Leider wird wenig an die Nebenwirkungen des Alkohols erinnert, die den Schutzeffekt aufheben können. Dies gilt insbesondere für die Anstiege von Gewicht und vor allem der Triglyceride. Dies betrifft nicht nur den Alkoholiker, sondern kommt auch schon bei normalen Mengen vor. Bei hohem Triglyceridspiegel gilt also: Nicht jeden Tag, sondern maximal einmal pro Woche ein Drink. Der Verzicht auf oder die deutliche Einschränkung des Konsums von Alkohol führt rasch zu einer deutlichen Senkung der Triglyceride.

Was kommt denn nun vom Cholesterin der Eier im Blut wirklich an?

Versuch: jeden Tag fünf Eier essen

In Fütterungsversuchen am Menschen mussten Probanden über mehrere Wochen täglich etwa fünf Eier verzehren. Das Cholesterin stieg hierunter zwar an, aber nur recht moderat. Daraus folgt: Das sonntägliche Frühstücksei ist auch für Menschen mit hohem Cholesterin nicht unbedingt tabu – wenn es Ihnen wirklich schmeckt und zur Lebensqualität entscheidend beiträgt. Gedankenlos ständig Eier zu essen, würde ich aber nicht empfehlen. Denken Sie bitte auch an die »Ostereier«, also die versteckten Eier in Kuchen, Nudeln und anderen Lebensmitteln. Also: So wenig Eier wie möglich. Das bewusst, genussvoll und selten (z. B. am Wochenende) verzehrte Ei sollte Ihnen aber kein schlechtes Gewissen bereiten.

Ballaststoffe – Abtransport für Cholesterin

Diät bedeutet meistens Einschränkung. Nun kommen wir aber zu etwas, wo Sie nach Belieben zuschlagen dürfen: bei den Ballaststoffen. Ernährungsstudien deuten darauf hin, dass es wichtiger ist, reichlich Ballaststoffe zuzuführen als Cholesterin um jeden Preis zu meiden. Natürlich geht beides meist miteinander einher: Eine ballaststoffreiche Ernährung ist in der Regel auch cholesterinarm.

Die Natur hat einen wunderbaren Sparmechanismus für das Cholesterin entwickelt. In der Leber wird viel Cholesterin gebildet – außerdem Gallensäuren, für deren Herstellung die Leber ebenfalls Cholesterin benötigt. Beides zusammen wird in der Gallenblase gespeichert und bei Bedarf (wenn Sie fett gespeist haben) in den Darm abgegeben. Dort verwandeln die Gallensäuren den fettigen Nahrungsbrei in eine Emulsion. Aus wenigen großen Fetttropfen werden viele kleine Fetttröpfchen, die für die Verdauungsenzyme viel besser angreifbar sind. Ohne Gallensäuren ist eine Verdauung von Fetten (und von fettlöslichen Vitaminen) nur sehr erschwert bzw. gar nicht möglich. Nach getaner Arbeit werden die Gallensäuren und das Cholesterin am Ende des Dünndarmes wieder aufgenommen und der Leber erneut zugeführt. Wir haben hier einen perfekten Recycling-Mechanismus.

Cholesterin-Recycling im Darm

Wir Menschen denken uns in unserer Hybris, wir hätten das Recycling erfunden. Nein, so etwas kennt die Natur seit mehreren hundert Millionen Jahren! Dieser Mechanismus ist übrigens äußerst effizient: Unter normalen Umständen werden in deutschen Därmen mehr als 90 Prozent des Cholesterins und der Gallensäuren wieder zurückgewonnen. Was dem Körper

Cholesterinsenker in der Margarine

In letzter Zeit kommen immer mehr Lebensmittel (z. B. Joghurts, Margarine, Erfrischungsgetränke) auf den Markt, die mit einer cholesterinsenkenden Wirkung werben. Das Ganze soll natürlich, unschädlich und sehr wirksam sein. Was ist davon zu halten?

In der Tat gibt es bestimmte sekundäre Pflanzeninhaltsstoffe (Sterine), die in der Lage sind, Cholesterin zu senken. Nun sind einige Leute aus der Lebensmittelindustrie auf den Trichter gekommen, diese Sterine einfach in bestimmte Lebensmittel zu packen und schon war ein geradezu ideales Lebensmittel erfunden. Ideal für den Verbraucher, weil er sehr bequem (vor allem ohne seine Lebensweise zu ändern) ein niedriges Cholesterin »kaufen« kann. Ideal für die Lebensmittelindustrie, weil sie dem Verbraucher diese Lebensmittel mit einer äußerst profitablen Gewinnspanne andrehen kann.

Geschickt verpackte Sterine

Ich sage bewusst »andrehen«, denn eines macht mich doch stutzig: Seit Jahren gibt es auf dem deutschen Arzneimittelmarkt Medikamente, die genau diese cholesterinsenkenden Sterine beinhalten. Diese Medikamente wurden jedoch weder von verordnenden Ärzten noch von den Patienten so recht angenommen. Diese eigentlich ganz sinnvollen Präparate verstauben in den Regalen der Apotheken. Ich selbst habe bei den wenigen Patienten, die solche Medikamente einnahmen, auch nicht so ganz grelle Wirkungen gesehen.

Wirksam, aber gnadenlos überteuert

Nun haben aber findige Mitarbeiter der Lebensmittelindustrie diese Sterine aus ihrem Dornröschenschlaf erweckt und beglücken damit den (vermeintlich) gesundheitsbewussten Verbraucher. Ich will diese Lebensmittel jetzt nicht völlig niedermachen, denn an der Wirkung ist schon etwas dran. Allerdings müssten Sie solche Lebensmittel regelmäßig in etwa der gleichen Menge – eben wie ein Medikament – einnehmen, um dauerhafte und zuverlässige Cholesterinsenkungen zu erreichen. Ob sich die unter Studienbedingungen erzielten sehr guten Senkungen auch unter Alltagsbedingungen so reproduzieren lassen, möchte ich allerdings anzweifeln.

Gesunde Ernährung liefert ohnehin viele Sterine

Wenn Sie sich nach den Richtlinien einer weitgehend vegetarischen Vollwertkost richten, dann benötigen Sie solche Lebensmittel aus der Retorte ohnehin nicht, da eine solche Kost bereits natürlicherweise eine ganze Menge dieser Sterine enthält. Dies gilt für alle mit diesen Sterinen hergestellten Lebensmittel – seien dies nun Margarine, Joghurts oder Drinks. **Fazit:** Schon wirksam, aber gnadenlos überteuert und eigentlich völlig überflüssig.

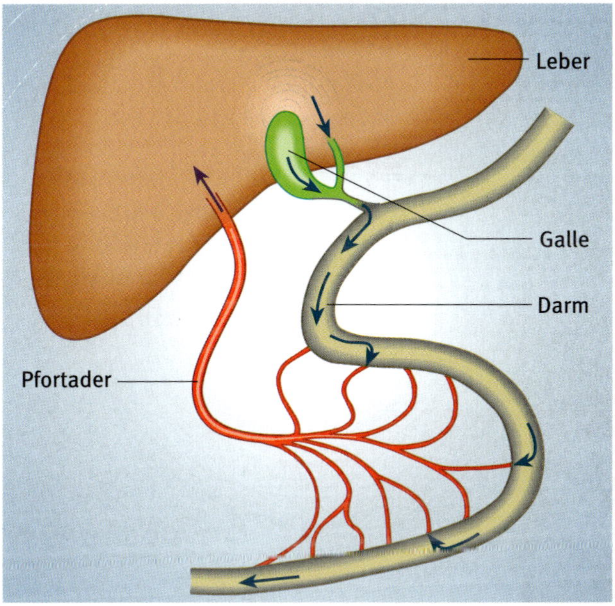

◀ In unserem Darm wird mehr als 90 Prozent des Cholsterins und der Gallensäuren wieder zurückgewonnen.

hilft, nützliche Substanzen und Energie einzusparen und eigentlich sinnvoll ist, kann in Zeiten eines Cholesterinüberflusses natürlich zum Problem werden: Der Dünndarm weiß ja nicht, dass uns unser Arzt vor zu viel Cholesterin gewarnt hat. Er spart diesen wertvollen Rohstoff weiter fleißig ein. Wir bezeichnen dies als enterohepatischen Kreislauf.

Ballaststoffe binden Cholesterin

Ballaststoffe sind pflanzliche Inhaltsstoffe, die meist aus langen Ketten von Kohlenhydraten aufgebaut sind, die für menschliche Verdauungsenzyme nicht angreifbar sind (z. B. Cellulose, Lignan). Ballaststoffe sind in der Lage, Cholesterin zu binden. Derart an einen Ballaststoff gebunden kann das Cholesterin von der Darmschleimhaut nicht aufgenommen werden und verschwindet über Villeroy & Boch aus dem Körper.

Dieses Wissen hat sich mittlerweile auch in der Ernährungsmedizin herumgesprochen. »Ernähren Sie sich ballaststoffreich!« hört man allerorten. Dabei bleibt es aber dann meist auch. Welche Lebensmittel hier besonders wertvoll sind, welche Lebensmittel eher gemieden werden sollten, weil sie keine Ballaststoffe, aber viel Energie (und vielleicht auch noch viel Cholesterin) enthalten, darüber schweigen sich die Experten und die Ernährungsberater meist aus. Wir brauchen aber ganz konkrete Tipps, wenn wir wirklich etwas Sinnvolles tun wollen. Ich möchte Sie jetzt nicht mit irgendwelchen Lebensmitteltabellen langweilen, die den Ballaststoffgehalt pro 100 g Frischgewicht wiedergeben. Aus didaktischen Gründen habe ich eine etwas andere Darstellung gewählt. Ich habe mir die Frage gestellt, wie viel eines Lebensmittels wir verzehren müssten, wenn wir allein mit Vollkornbrot, Limonade, Fleisch oder Leinsamen den empfohlenen Tagesbedarf an Ballaststoffen decken wollten. Die Beantwortung dieser Frage veranschaulicht sehr schön, wie schwierig es ist, den empfohlenen Mindestbedarf überhaupt zu decken.

So viel eines Lebensmittels deckt den Tagesbedarf an Ballaststoffen

Lebensmittel	Menge
Milch, Milchprodukte	∞
Fleisch, Wurstwaren	∞
Butter, Fette, Öle	∞
Zucker, Honig, Sirup	∞
Limonade, Saft	∞
Leinsamen	90 g
Weizenkleie	60 g
Johannisbrotkernmehl	40 g
Nüsse, Samen	250–600 g
Soja, Erbsen, Bohnen	150–300 g
Vollkornbrot	600 g
Graubrot	1000 g
Apfel	1500 g
Kopfsalat	2 000 g

∞ steht für unendlich

Milchprodukte und Fleisch liefern keine Ballaststoffe

Wie Sie sehen, sind Gruppen von Lebensmitteln, die einen wesentlichen Anteil an unserer Ernährung ausmachen, völlig ballaststofffrei! Sie können 100 l Milch trinken oder einen Zentner Schnitzel essen: Sie haben damit noch kein einziges Gramm Ballaststoffe im Bauch! Wir können deren Inhaltsstoffe vollständig verdauen. Auch Sehnenstränge in magerem Fleisch bestehen aus Eiweiß und werden von unserem Darm zu 100 Prozent verwertet. Auch Quark, Joghurt oder Käse sowie sämtliche Fleisch- und Wurstwaren enthalten kein einziges Gramm Ballaststoffe – aber gleichzeitig viel Cholesterin, welches dann prima im Darm resorbiert werden kann, weil ja die resorptionshemmenden Ballaststoffe fehlen. Dass Öle, Fette und Süßwaren (wenn sie nicht viele Nüsse enthalten) praktisch ballaststofffrei sind, haben Sie sicher schon geahnt. Wenn Sie den Konsum an Milchprodukten einschränken, aber dafür die Zufuhr an Nüssen, Samen (z. B. Sesam), Gemüse und Soja steigern, brauchen Sie übrigens keine Angst vor einer Osteoporose zu haben (Asiaten ohne Milchwirtschaft, aber mit viel Gemüse und Soja, haben viel weniger Osteoporose als wir).

Ballaststoffe aus Kleie und Samen

Wussten Sie, dass Sie 90 Gramm Leinsamen essen müssen, um damit auf Ihren Tagesbedarf für Ballaststoffe zu kommen? Versuchen Sie es bitte nicht. Eine solche

Menge, auf einen Sitz verzehrt, könnte schlimmstenfalls einen Darmverschluss zur Folge haben – da hilft uns dann die Cholesterinsenkung auch nicht wirklich weiter. Sie müssten mehr als zehn Esslöffel Leinsamen täglich einnehmen, um die geforderte Ballaststoffmenge zu erreichen. Wenn Sie also ein Mehrkornbrot essen, auf dessen Rinde Sie ein paar Leinsamen finden, dann sollten Sie nicht glauben, dass Sie damit alle Ballaststoffe zuführen. Hier gilt: Die Dosis macht's! Besonders empfehlen möchte ich Ihnen hier den Leinsamen (dieser enthält außerdem viele Omega-3-Fettsäuren, die noch die Triglyceride senken), die Haferkleie und den Flohsamen (Plantago ovata). Für letztere beide Stoffe existieren mittlerweile eine ganze Reihe von Untersuchungen, die eine Senkung von mehr als 10 Prozent belegen. Es sollten schon mindestens drei Esslöffel Leinsamen, Haferkleie oder Flohsamen pro Tag sein, am besten jeweils ein Esslöffel nach einer Hauptmahlzeit. Leinsamen und Flohsamen sollten Sie dabei frisch zerstoßen zu sich nehmen. Alle diese Ballaststoffe sind besonders für Diabetiker sinnvoll, da sie die Zuckeraufnahme im Darm verlangsamen und so Blutzuckerspitzen vermeiden helfen.

Achtung: Denken Sie bei der Einnahme hoch konzentrierter Ballaststoffe bitte immer auch an eine ausreichende Flüssigkeitszufuhr. Pro Portion Ballaststoff sollten Sie mindestes ein Glas (0,2 l) Wasser oder Fruchtsaft zuführen – es droht sonst im Ernstfall sogar ein Darmverschluss. Und: Trinken Sie den Flohsamenmix schnell!

Ballaststoffe aus Nüssen und Hülsenfrüchten

Mit der Weizenkleie sieht es etwas besser aus: Hier sind es »nur« 60 Gramm, die wir täglich benötigen würden, wollten wir damit allein auf unseren Bedarf kommen. Aber Kleie ist sehr leicht und 60 Gramm sind schon eine ordentliche Menge. Nebenbei: Haferkleie hat eine noch bessere cholesterinsenkende Wirkung als Weizenkleie. Menschen, die sich aus gesundheitlichen Gründen glutenfrei ernähren müssen, kennen das Johannisbrotkernmehl (z. B. Biobin aus dem Reformhaus) als glutenfreies Dickungsmittel für Saucen und Suppen. Mit einem großen Esslöffel decken Sie immerhin schon ein Viertel Ihres Ballaststoffbedarfs. Zöliakiepatienten müssen Saucen mit Johannisbrotkernmehl andicken. Wenn Sie Probleme mit Cholesterin haben, dann sollten Sie normales Mehl zum Andicken durch Johannisbrotkernmehl ersetzen und leisten so einen weiteren kleinen Beitrag zur Cholesterinsenkung.

Nüsse und Samen sind auch recht ballaststoffreich (etwa 5–12 g pro 100 g, je nach Sorte). Nüsse enthalten außerdem viele ungesättigte Fettsäuren, die den Cholesterinspiegel günstig beeinflussen. Die Walnuss enthält außerdem 5–10 Prozent der wertvollen Omega-3-Fettsäuren. Menschen mit Übergewicht sollten allerdings auch den hohen Fettgehalt der Nüsse im Auge behalten. Dadurch haben Nüsse sehr viele Kalorien und sollten bei einer geplanten Gewichtsabnahme nur in Maßen (z. B. max. fünf Walnüsse pro Tag) verzehrt werden. Hülsenfrüchte sind sehr reich an Kohlenhydraten, Eiweißen und Ballaststoffen (10–20 g pro 100 g, je nach Sorte). Leider ist diese Kombination der Verdauung nicht immer zuträglich. Wenn Sie Hülsenfrüchte gut vertragen, sollten Sie zugreifen. Auch Soja gehört zu den Hülsenfrüchten. Es enthält zusätzlich noch Phytoöstrogene und Omega-3-Fettsäuren, die als günstig angesehen werden.

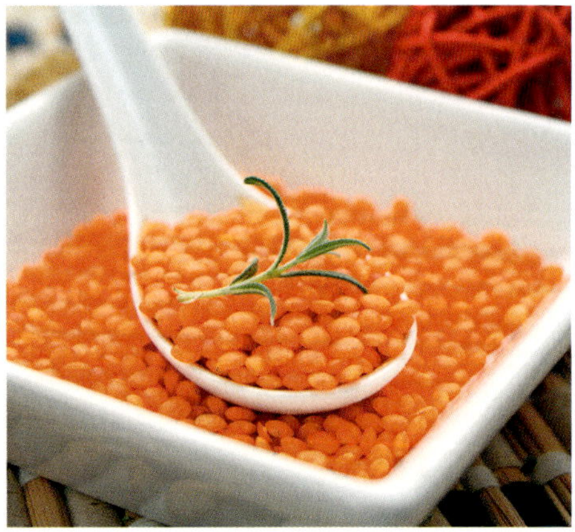

▲ Hülsenfrüchte enthalten je nach Sorte 10–20 g Ballaststoffe.

Ballaststoffe in Vollkornbrot

Eine Scheibe (etwa 50 g) pro Tag müsste doch eigentlich ausreichen, oder? Weit gefehlt! Ganze 600 g oder etwa 12 Scheiben Vollkornbrot müssten Sie täglich verzehren, um auf die gewünschte Ballaststoffmenge zu kommen. Bei Vollkornbrötchen, die im Gegensatz zu Vollkornbrot nicht zu 100 Prozent aus Vollkornmehl bestehen müssen, sieht es noch magerer aus. Nebenbei: Nur Vollkornbrot – diese Bezeichnung ist gesetzlich geschützt – besteht aus fast 100 Prozent Vollkornmehl. Egal ob das Mehl fein gemahlen ist oder ob Sie ganze Körner oder Schrot darin finden. Vollkornbrot aus feinem Mehl ist für die meisten Menschen etwas besser verträglich. Wenn Sie es im Toaster vor dem Verzehr aufbacken, wird es meist noch besser verträglich. Meiden Sie Brote wie Dreikornbrot, Mehrkornbrot oder Fitkornbrot etc. Oftmals sind solche Brote mit Zuckerkulör gefärbt, damit sie so dunkel wie Vollkornbrot ausschauen. Sie sind eine Mogelpackung, denn neben ein paar Alibikörnern bestehen solche Brote überwiegend aus Weißmehl.

Brot und Brötchen aus Weißmehl sind nicht völlig ballaststofffrei, sie enthalten aber nur etwa die Hälfte im Vergleich zu Vollkornprodukten. Unsere Vorfahren vor 50 oder 100 Jahren hatten auch mit Graubrot keine Probleme, trotzdem auf genügend Ballaststoffe zu kommen. Ein täglicher Verbrauch von 4000 Kilokalorien war bei Bauern, Handwerkern oder Industriearbeitern keine Seltenheit. Damit sie nicht in eine Unterernährung kamen, mussten sie manchmal bis zu ein Kilo Brot am Tag verzehren. Damit hatten sie dann auch genügend Ballaststoffe aufgenommen. Wir Leichtarbeiter heutzutage benötigen aber kaum mehr als 2000 Kalorien täglich. In diese geringe Energiemenge müssen wir alle Vitamine, Mineralstoffe und eben auch die Ballaststoffe packen. Wir müssen also unsere Lebensmittel sehr bewusst auswählen und solche bevorzugen, die bei geringer Energiedichte (wenige Kalorien pro 100 g) eine hohe Nährstoffdichte (viele

Nährstoffe pro 100 g oder pro 1 000 Kalorien) aufweisen. Das ist nicht immer leicht.

Regeln für eine gute Ballaststoffzufuhr

- Greifen Sie fast ausschließlich zu Vollkornprodukten.
- Essen Sie viel Obst, Gemüse und Salat (5 am Tag!).
- Bevorzugen Sie (bei Verträglichkeit) Hülsenfrüchte.
- Essen Sie viele Nüsse (bei Übergewicht etwas weniger).
- Meiden Sie Fleisch- und Wurstwaren soweit wie möglich.
- Seien Sie mit Milchprodukten eher sparsam (max. täglich eine Portion Joghurt, Milch oder Käse).
- Meiden Sie Fertiggerichte (da sie meist ballaststoffarm sind) und Junkfood aus dem Schnellrestaurant.
- Meiden Sie Süßigkeiten.

Bitte zugreifen: Obst und Gemüse

Auch hier muss ich Sie in Sachen Ballaststoffen leider enttäuschen: Um Ihren täglichen Bedarf zu decken, müssten Sie ganze drei Pfund Äpfel futtern. Und was für den Apfel gilt, sieht für alle anderen Obstsorten in der Größenordnung ganz ähnlich aus. Sie enthalten zwar Ballaststoffe, jedoch weit weniger als allgemein erwartet. Das einsame Salatblatt in einem ansonsten fast ballastofffreien Hamburger dient lediglich dem Gewissen, nicht der Ballaststoffmenge. Wir müssten ganze 2 Kilo Kopfsalat (eine ganze Salatstiege!) essen, um unsere tägliche Ballaststoffmenge zu erreichen. Der große Vorteil von Salat, Gemüse und Obst: die geringe Energiedichte. Wenn Sie 100 Gramm essen, haben Sie in der Regel nur 10, 20 oder 50 Kalorien aufgenommen. Absolut betrachtet ist der Ballaststoffgehalt zwar gering, relativ zu den Kalorien sind diese Lebensmittel aber in der Tat Ballaststoffgiganten. Sie müssen eben sehr große Mengen verzehren. Immerhin führen Sie mit einem großen Salatteller schon etwa 10 Prozent Ihrer täglichen Ballaststoffe zu. Mit der »5-am-Tag«-Regel decken Sie schon einen großen Teil der benötigten Ballaststoffe.

WICHTIG

»5 am Tag«

- Essen Sie 5 Portionen Obst, Salat oder Gemüse am Tag.
- Eine Portion ist faustgroß und sollte etwa 150 g wiegen.
- Sie kommen damit auf etwa 750 g Obst/Salat/Gemüse, was etwa die Hälfte der täglich empfohlenen Ballaststoffmenge deckt.
- Nebenbei führen Sie viele antioxidative Nährstoffe und sekundäre Pflanzeninhaltsstoffe zu.
- Beispiel: Morgens ein Apfel, ein Stück Melone, mittags ein großer Salatteller, abends eine große Gemüsebeilage, vor dem Schlafengehen eine Banane.

Natürlicher Cholesterinsenker: Heilfasten

Das Fasten ist eine uralte Methode, schon die Bibel ist voll von Hinweisen aufs Fasten. Seit langer Zeit sind Heilwirkungen bekannt – so entstand das Heilfasten. In Deutschland ist das Heilfasten nach Buchinger am bekanntesten, aber es gibt auch viele Ableger (z. B. Saftfasten, Teefasten) oder fastenähnliche Verfahren (z. B. F.X.-Mayr-Kur, Schroth-Kur). Allen Methoden gemeinsam ist, dass der Stoffwechsel beim Fasten einschneidende Veränderungen erfährt. Beim Heilfasten nach Buchinger darf nichts Festes gegessen werden. Geringe Mengen an Obst- und Gemüsesäften sowie das Süßen von Früchte- und Kräutertees mit etwas Honig sind erlaubt. Eine gute Darmreinigung mit Glaubersalz und Einläufen sind wesentlicher Bestandteil des Fastens. Das Fasten dauert je nach Krankheit, Gewicht und Bekömmlichkeit zwischen fünf und 40 Tagen. Dabei sind mehrere kürzere Fastenkuren einer längeren vorzuziehen.

Fasten ist nicht hungern

Die meisten Menschen, die ja oft schon Probleme haben, ihr normales Übergewicht durch Ernährung konstant zu halten, können sich nicht vorstellen, für mehrere Tage ohne Nahrung auszukommen. »Die 1200-Kalorien-Diät, die mir in der Kurklinik verordnet wurde, habe ich ja schon kaum durchgehalten. Wie soll ich denn da ganz ohne Essen auskommen?« Fasten mit einer Energiezufuhr von 200 bis 300 Kalorien heißt aber nicht nur, weniger Energie aufzunehmen. Es ist ein diätetischer Quantensprung. Wenn der Organismus überhaupt keine feste Nahrung mehr zu sich nimmt, so ist das zunächst ein gewisser Stress. Ihr Körper weiß ja nicht, dass Sie freiwillig der Nahrung entsagen. So können Sie an den ersten drei Fastentagen durchaus noch Hunger und andere Umstellungsbeschwerden haben. Danach begreift der Körper aber, dass nichts mehr kommt, und stellt seine Strategie völlig um: Er entwickelt keinen Hunger mehr (es kommt ja doch nichts), sondern schaltet von Stress auf Entspannung um, damit er Energie einspart. Praktisch alle Faster, die sich an die Fastenregeln halten, geben an, dass sie keinen Hunger mehr empfinden und dass das Fasten leichter und angenehmer ist als jede andere Diät. Achtung: Den Jojo-Effekt gibt es auch beim Fasten. Diesen gilt es, mit Bewegung auszutricksen.

Ohnehin ist Fasten etwas natürliches für den Menschen: Während tausender Generationen der Menschheitsgeschichte gab es auch immer wieder Phasen, in denen Menschen gezwungen waren, längere Zeit ohne Nahrung zu überleben (z. B. Dürre, Missernten, Kriege). Und diejenigen, die ohne Schaden die Entbehrung von Nahrung ertrugen, haben diese Fähigkeit dann an ihre Nachkommen weitergegeben. Die anderen sind ausgestorben. Wir alle sind somit Nachfahren derjenigen, die das (unfreiwillige) Fasten überlebt haben.

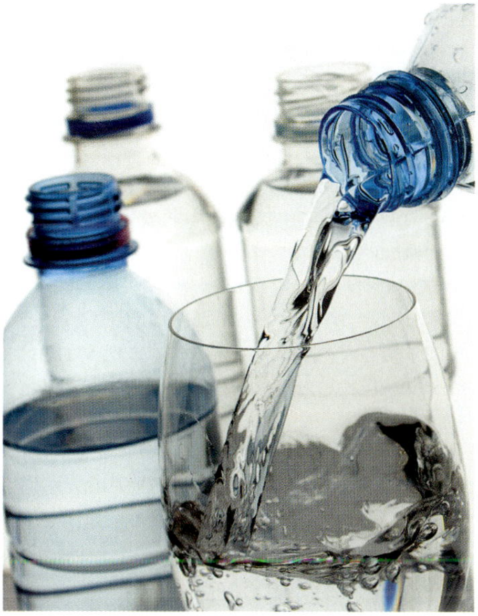

▲ Beim Heilfasten nach Buchinger darf nichts Festes gegessen werden.

Fasten zeigt, worauf Sie zukünftig ein Auge haben sollten

Das Heilfasten entfaltet seine wohltuende Wirkung bei vielen Krankheiten (z.B. entzündlichen Erkrankungen wie Rheuma, Neurodermitis, Asthma, Colitis). Ganz ausgezeichnete Effekte habe ich aber gerade bei der Beeinflussung von Risikofaktoren der Gefäßerkrankungen gesehen. Erhöhter Blutzucker, Bluthochdruck und eben auch die Fettwerte können im Heilfasten normalisiert oder zumindest deutlich gebessert werden. Das Cholesterin sinkt im Fasten in der Regel deutlich ab. Senkungen um 10 bis 30 Prozent sind dabei keine Seltenheit. Sehr starke Senkungen kommen meist aber erst nach längerem Fasten über zehn und mehr Tage vor. Das Heilfasten kann dabei nicht nur einen therapeutischen Nutzen, sondern auch eine diagnostische Bedeutung haben:

- Wenn Ihr Cholesterin im Fasten besonders gut abnimmt (15–30 Prozent), dann ist das ein Hinweis für eine überragende Bedeutung der Ernährung. Schauen Sie nach dem Fasten, dass Sie Ihre Ernährung besonders gut umstellen auf eine ballaststoffreiche und cholesterinarme Kost.
- Sinken die Werte hingegen nur relativ wenig ab (5–15 Prozent), so werden Sie darauf achten müssen, ob andere als die Ernährungsfaktoren für Sie bedeutsamer sind. Denken Sie dann besonders an die Bewegung und Stressbelastungen (siehe Seite 111).
- Haben Sie (bei hohen Ausgangswerten von ca. 300 mg/dl oder mehr) nur eine vernachlässigbare Cholesterinsenkung (0–5 Prozent) erzielt, so ist eine familiäre Hypercholesterinämie (S. 11) sehr wahrscheinlich. Sie werden dann um eine medikamentöse Behandlung kaum herumkommen.

Triglyceride: noch bessere Senkung durch Fasten

Bei Patienten mit hohen Triglyceriden sehe ich noch bessere und schnellere Senkungen durch das Heilfasten. Die Triglyceride schmelzen im Heilfasten geradezu wie Schnee in der Sonne – die hohen Triglyceride sind ja meist durch Übergewicht, fettes Essen und Alkohol bedingt. All dies wird im Fasten gebessert bzw. fällt ganz weg. Falls sich die Triglyceride im Fasten hingegen praktisch gar nicht bessern, dann sollten Sie an eine vererbte und seltene Form der Hypertriglyceridämie denken. Messen Sie bitte direkt vor und nach dem Heilfasten Ihre Fettwerte, um zu entscheiden, welche Wirkung das Heilfasten gerade auf Ihren individuellen Fettstoffwechsel ausübt.

Nutzen Sie die gewonnene Zeit, um mit Ausdauersport zu beginnen (Achtung: Ihre Leistungsfähigkeit wird schon etwas eingeschränkt sein!). Oder probieren Sie doch auch einmal ein Entspannungsverfahren aus oder praktizieren Sie es im Fasten regelmäßig, wozu Ihnen sonst die Zeit und die Muße fehlen. Sie haben jetzt viel Zeit – schließlich müssen Sie nicht kochen und essen. Denken Sie auch darüber nach, was im Leben wirklich für Sie zählt.

Das erste Mal fastet es sich am besten nicht allein, sondern unter Anleitung eines erfahrenen Fastenarztes oder Fastenleiters. Bei Vorliegen schwerer Krankheiten (z. B. Asthma) oder bei Einnahme von Medikamenten, die einer besonderen Kontrolle im Fasten bedürfen (z. B. Diabetesmedikamente, mehrere Blutdruckmedikamente), ist ein Fasten in einer darauf spezialisierten Klinik mit ständiger ärztlicher Dienstbereitschaft dringend zu empfehlen. Bedenken Sie bitte: Das Heilfasten ist ein Einstieg in eine andere, hoffentlich gesündere Lebensweise. Kein Verfahren kann so schnell, so zuverlässig und so nachhaltig eingefahrene Lebensstile und Denkmuster aufbrechen – wenn Sie innerlich bereit dazu sind. Wenn Sie jedoch Ihre alte Lebensweise unverändert wieder aufnehmen, nichts an Ihrer Ernährung ändern oder sich genauso wenig bewegen wie zuvor, werden alle schönen Fastenerfolge (Gewicht, Blutzucker, Blutdruck und auch die Fettwerte) schnell wieder zunichte gemacht. Wenn Sie beim Fasten so viel erreicht haben, dann sollte Ihnen dies Motivation sein, jetzt dauerhaft am Ball zu bleiben!

Ab sofort einplanen: Bewegung und Entspannung

»No sports!«, antwortete Winston Churchill auf die Frage, warum er denn so alt geworden sei. Nur wenige wissen, dass dieses Zitat eine der größten Falschübersetzungen überhaupt ist. Die richtige Übersetzung lautet vielmehr: »Kein Wettkampfsport!« Dagegen wetterte der alte Churchill – gegen moderat betriebene Ausdauerbelastungen hatte er überhaupt nichts einzuwenden. Genauso wichtig ist es, zukünftig Strategien zu entwickeln, besser mit Stress klarzukommen. Sport und Entspannungstechniken wirken besser als so manches Medikament – dazu gibt's beides kostenlos. Lassen Sie sich diese Chance der natürlichen Cholesterinsenkung nicht entgehen. Lesen Sie hier, wie Sie beides in Ihren Alltag integrieren können.

Wenn es ein Medikament in der Apotheke zu kaufen gäbe, welches ein Lipidsenker, ein Antidiabetikum, ein Antikrebsmittel, ein Dopingmittel, ein Abspeckmittel, ein Stimmungsaufheller und ein Potenzmittel in einem ist, welches zudem noch die Lebenserwartung und die Lebensqualität deutlich ansteigen lässt – bei praktisch kaum vorhandenen Nebenwirkungen: Wie viel würden Sie dann wohl für ein solches Medikament ausgeben? 5 Euro, 10 Euro täglich? Es kommt besser: Dieses Medikament ist kostenlos erhältlich. Sport senkt phantastisch Gesamtcholesterin und LDL und bewirkt auch etwas, was andere Maßnahmen kaum können: Es führt (nach einigen Monaten) zu einer ausgeprägten HDL-Steigerung. Ich kann meinen Patienten oft schon anhand ihres Laborzettels vorlesen, wie viel sie von diesem Medikament in der letzten Zeit eingenommen haben. Dieses Medikament sollte jeder gesunde Mensch einnehmen – der Patient mit erhöhten Fettwerten sowieso. Und wenn Sie ein niedriges HDL haben, dann müssen Sie es nehmen!

Dosieren wie ein Medikament – nicht zu wenig, nicht zu viel

All diese Wirkungen können Sie mit körperlicher Bewegung erzielen. Genauer gesagt: Mit moderaten Ausdauerbelastungen. Gerade wenn Sie Fette reduzieren wollen, sollten Sie eher zu wenig als zu viel tun – zumindest was die Intensität angeht. In einer Untersuchung der Deutschen Sporthochschule in Köln fanden Forscher heraus, dass die meisten Jogger viel zu schnell laufen. In dem Versuch griffen Diplomanden der Uni Jogger im Kölner Stadtwald heraus und pieksen sie ins Ohr, um einen Tropfen Blut für eine Milchsäurebestimmung zu gewinnen. Das Ergebnis: Der Milchsäuregehalt war bei den meisten Joggern viel zu hoch! Das heißt, dass sie viel zu schnell gelaufen waren und gar nicht mehr in einem Trainingsbereich lagen, der zur Leistungssteigerung für optimal angesehen wird (ca. 65 bis 75 Prozent der maximalen Leistungsfähigkeit). Der Trainingsbereich für die optimale Fettverbrennung liegt sogar noch niedriger (ca. 50 bis 65 Prozent der maximalen Leistungsfähigkeit).

Richtige Bewegungstherapie: wie ein Rezept verordnet

Leider erlebe ich immer wieder, dass Patienten – auch und gerade Herzpatienten – nur erfahren, dass sie ab sofort regelmäßig, aber moderat Sport treiben sollten. Das ist eine allgemeine Platitude, mit der niemand etwas anfangen kann. Richtige Bewegungstherapie muss immer auch wie ein Rezept verordnet werden. Es sagt ja auch kein Arzt: »Nehmen Sie ab und zu mal einen Beta-Blocker, welches Präparat und in welcher Dosis kann ich Ihnen jetzt nicht so genau sagen.« Eine konkrete Aussage wäre vielmehr: »Dreimal wöchentlich eine Ausdauerbelastung von 15 Minuten (für Anfänger), z. B. Fahrradfahren, mit einer Pulszahl von etwa 120–130 pro Minute. Jede Woche eine Steigerung um 1 bis 2 Minuten, bis Sie bei 45 bis 60 Minuten pro Trainingseinheit angelangt sind.«

Keine Ausreden mehr!

Dass Bewegung gesund ist, das haben Sie auch schon vor dem Lesen dieses Kapitels gewusst. Was hält Sie also davon ab? Oder wenn Sie begonnen haben, warum haben Sie es nicht geschafft, regelmäßig weiter zu trainieren? »Ach ja, ich müsste eigentlich anfangen, regelmäßig Sport zu treiben!« Wie oft haben Sie sich das schon selbst gesagt? Die häufigsten Argumente, die ich immer wieder zu hören bekomme, lauten: »Herr Doktor, ich habe doch so viel um die Ohren, ich habe einfach keine Zeit dafür. Und wenn ich dann abends nach der Arbeit zu Hause ankomme, dann bin ich so geschlaucht, dass ich mich nicht mehr zum Sport aufraffen kann!« Es tut mir leid, aber ich lasse das nicht gelten.

Wir machen so viel Unnötiges, teilweise auch Unsinniges, aber für dreimal in der Woche eine halbe bis eine Stunde Sport haben wir keine Zeit? Wie viele Stunden sitzen Sie in der Woche vor dem Fernseher? Sagen Sie nur nicht, dass Sie sich dabei entspannen (das ist bei der Qualität der Sendungen kaum vorstellbar). Aber wenn Sie es sagen, dann behaupte ich, dass Sie beim Sport viel besser entspannen können. Wenn Sie richtig trainiert haben, werden Sie sich danach leicht und wohlig erschöpft fühlen. Wenn Sie merken, wie der Stress des Tages während der Bewegung von Ihnen abfällt und Sie sich nach der Dusche energiereicher als vorher fühlen, werden Sie mir zustimmen. Jede Stunde Bewegung verlängert Ihr Leben um mehrere Stunden. Sport ist eine zeitliche Investition mit einer Rendite, die einen Banker vor Neid erblassen lässt. Ausdauerbewegung kostet Sie keine Zeit, es verschafft Ihnen zusätzliche Zeit – und das auch noch bei einer deutlich höheren Lebensqualität.

Wie Sie Ihren inneren Schweinehund austricksen

Wenn Sie am Ball geblieben sind, werden Sie merken, dass Sie Ihnen etwas fehlt, wenn Sie mal einige Tage keine Bewegung hatten. Dann haben Sie gewonnen. Dann ist der Sport für Sie ein Selbstläufer geworden. Was ich allerdings zugeben muss: Am Anfang werden Sie vielleicht nicht sofort positiv überrascht sein. Die ersten drei Monate brauchen Sie eine gewisse Disziplin. Hier noch einige Tipps und Kniffe, wie Sie Ihren Schweinehund überwinden:

- **Trainieren Sie nicht allein!** Suchen Sie sich einen Partner oder eine Gruppe. Verabreden Sie sich zu festen Zeiten. Wenn Sie wissen, dass jemand auf Sie wartet, werden Sie weniger leicht den eigentlich geplanten Termin sausen lassen, »nur weil es etwas nieselt«. Schaffen Sie sich also bewusst einen gewissen sozialen Druck, der Sie bei der Stange hält.
- **Suchen Sie sich eine Sportart, die Sie mögen!** Es gibt nichts Schlimmeres, als wenn jemand auf dem Fahrradergometer sitzt oder joggt, der dies eigentlich überhaupt nicht mag. Es gibt mit Sicherheit irgendeine Ausdauersportart, die Ihnen Freude bereitet.
- **Belohnen Sie sich!** Setzen Sie sich ein vernünftiges Ziel, z. B. im nächsten halben Jahr insgesamt 100 Stunden zu trainieren. Führen Sie Buch über Ihre sportlichen Aktivitäten. Belohnen Sie sich dafür, wenn Sie Ihr Ziel erreicht haben, z. B. mit einer Reise oder einem schönen neuen Kleid. Wenn Sie übergewichtig sind, dann messen Sie wöchentlich Ihr Gewicht und tragen es in eine Tabelle, besser noch in eine Grafik ein und hängen Sie sie an den Kühlschrank.
- Wenn Ihnen die Ausdauerbelastung allein zu langweilig ist, dann schaffen Sie sich **zusätzliche Reize**! Manche Menschen laufen viel besser, wenn Sie einen MP3-Player mit Musik im Ohr haben. Andere strampeln auf dem Fahrradergometer eine halbe Stunde, ohne es richtig zu merken, während sie dabei die Tagesthemen schauen.
- **Gehen Sie ins Fitness-Studio oder in einen Sportverein!** So können Sie erfahrene Betreuer um Rat fragen und sich sogar konkrete Trainingspläne ausarbeiten lassen. Der größte Vorteil: Es kostet Geld. Wenn Sie den Monatsbeitrag bezahlen, dann haben Sie das Gefühl, bares Geld zu verlieren, wenn Sie nicht zum Training gehen. Wenn uns das dazu motiviert, regelmäßig Sport zu treiben, dann soll es uns doch recht sein. Vorsicht: Spinbiking – zumindest am Anfang – nur mit Pulskontrolle (gerade durch die Motivierung durch den Trainer neigt der Sportler zur Überlastung – ohne dass er es merkt).
- **Besorgen Sie sich einen Schrittzähler.** Den gibt es für wenige Euro in Sportgeschäften oder Sanitätshäusern. Ihr Ziel sollte sein, jeden Tag 10 000 Schritte zu gehen, dann haben Sie schon viel geleistet. Viele Menschen lassen sich von

So läuft's rund

Hier sind die drei wichtigsten Kriterien für die richtige Ausdauerbewegung zur Verbrennung der Fette: regelmäßiges Training, die richtige Dauer und lieber länger als härter.

Regelmäßig: Ausdauerbewegungen sollten Sie regelmäßig durchführen. Einmal im Monat wäre zwar auch regelmäßig, aber viel zu wenig. Zwei- bis dreimal pro Woche wäre schon eine gute Trainingsfrequenz. Täglich (z. B. wenn sie Walking betreiben) ist noch besser.

Dauer: Ausdauerbelastungen mit Fettverbrennung beginnen erst nach 20 Minuten. Wenn Sie also 30 Minuten Sport machen, waren Sie eigentlich nur 10 Minuten in der Fettverbrennung. Tennis, Fußball oder Squash mögen zwar schöne Sportarten sein, zählen aber nicht zu den Ausdauersportarten und tragen daher auch nicht zur Verbesserung der Fettwerte bei. Dreimal in der Woche eine Stunde Walking wäre demnach günstiger als sechsmal in der Woche eine halbe Stunde (noch besser wären natürlich sechsmal in der Woche eine Stunde).

Lieber länger als härter: Dies ist vielleicht das wichtigste Kriterium und dasjenige, bei dem die meisten Fehler begangen werden. Die Belastungsintensität sollte moderat sein, das heißt nicht zu wenig, aber vor allem auch nicht zu viel. 50–65 Prozent der maximalen Leistungsfähigkeit sind für die meisten Menschen die richtige Intensität.

Die richtige Intensität bestimmen

Eine sehr gute Methode zur Beurteilung der Trainingsleistung ist das Belastungs-EKG beim Arzt (optimal wären die Spiroergometrie oder die stufenweise Belastung mit Milchsäuremessung – beides wird in sportmedizinischen Zentren durchgeführt). Sie nehmen von der maximalen Leistung die Hälfte bis zwei Drittel, dies sind dann Ihre Trainingsfrequenzen. Wichtig ist dabei, dass bei der Höchstleistung keine Auffälligkeiten auftraten, wie z. B. Herzrhythmusstörungen, Schmerzen oder EKG-Veränderungen, die auf einen Sauerstoffmangel hindeuten. Beispiel: Sie leisten im Belastungs-EKG maximal 200 Watt. Die Trainingsleistung liegt dann bei 100 bis 125 W, der Puls bei 100 W bei 120 Schlägen pro Minute, bei 125 W bei 135 pro Minute. Der Trainingspuls sollte also zwischen 120 und 135 pro Minute liegen. Sie könnten dann Ihre Pulsuhr – falls Sie eine benutzen – zwischen 120 und 135 einstellen. (Individuell sind natürlich andere Werte möglich!)

180 minus Lebensalter

Eine andere, einfachere, aber nicht ganz so zuverlässige Möglichkeit der Trainingssteuerung ist die Trainingspulsbestimmung nach der Faustregel 180 minus Lebensalter. Beispiel: Bei einem 60-Jährigen liegt der Trainingpuls etwa bei 180–60 = 120 Schlägen pro Minute. Vorsicht: Diese Regel zur Trainingssteuerung nach der Herzfrequenz passt nicht, wenn Sie ein Medikament einnehmen, welches die Herzfrequenz beeinflusst (schauen Sie bitte in den Beipackzettel Ihrer Medikamente). Das wichtigste Medikament in diesem Zusammenhang ist der Beta-Blocker. Wer einen Beta-Blocker einnimmt, sollte aber ohnehin gelegentlich ein Belastungs-EKG durchführen lassen.

Laufen, ohne zu schnaufen

Eine noch einfachere, fast immer richtige Regel ist der alte Trimm-dich-Spruch: Laufen, ohne zu schnaufen. Wenn Sie sich also bei einer Ausdauerbelastung leicht angestrengt fühlen, aber noch das eine oder andere Wort mit Ihrem Trainingspartner wechseln können, ohne völlig außer Puste zu geraten – dann liegen Sie in der Regel genau richtig. Bei manchen Herzkrankheiten kann das Herz schon überfordert sein, wenn noch gutes subjektives Wohlbefinden besteht. Als Herzpatient sollten Sie aber ohnehin Ihren Internisten/Kardiologen nach der für Sie individuell richtigen körperlichen Belastung fragen. Am besten wäre es, wenn Ihr Arzt auch noch sportmedizinisch erfahren ist, da er Sie dann noch besser beraten kann.

Richtig trainieren mit der Pulsuhr

Messen Sie – gerade wenn Sie mit dem Training anfangen – öfter den Puls vor, während und nach der Belastung. Wenn Sie langsam Erfahrung gesammelt und Ihren Körper besser kennengelernt haben, können Sie schon vor dem Messen bis auf wenige Schläge genau vorhersagen, welchen Puls Sie aufweisen. Viele Sportler – nicht nur leistungsorientierte – bedienen sich inzwischen einer Pulsuhr, bei der Sie eine untere und obere Trainingsfrequenz eingeben können. Wird diese Frequenz unter- oder überschritten, so macht sich dies (meist durch Signaltöne) bemerkbar. Einfache Uhren sind teilweise für unter 20 Euro zu haben. Am Anfang sollten Sie ständig mit einer solchen Uhr trainieren. Später brauchen Sie sie nur noch gelegentlich anzulegen, um zu sehen, ob Sie noch richtig liegen. Sie werden dann auch erkennen, dass Sie bei derselben Leistung eine wesentlich geringere Herzfrequenz haben oder bei derselben Herzfrequenz wesentlich mehr leisten. Sie können also sehr gut Ihre eigenen Trainingsfortschritte erkennen.

nackten Zahlen mehr beeinflussen als von wortreichen Empfehlungen. Wenn wir schon so gestrickt sind, warum sollten wir das nicht zu unseren Gunsten ausnutzen. Manche meiner Patienten konnte ich kaum zu mehr Bewegung animieren. Nach einem »diagnostischen Versuch« mit dem Tragen eines Schrittzählers sind viele erschrocken darüber, wie wenige Schritte sie täglich absolvieren – nicht selten weniger als 3 000.

Ein Schrittzähler kann Sie also motivieren, sich überhaupt mehr zu bewegen. Wenn Sie am Abend dann feststellen, dass Sie erst 6 000 Schritte gegangen sind, obwohl es Ihnen doch viel mehr vorkam, fällt die Entscheidung für einen abendlichen Spaziergang leicht, um das Tagespensum doch noch zu schaffen. Die tägliche Dokumentation der gegangenen Schritte motiviert zusätzlich. Probieren Sie es einfach mal aus!

Energieumsatz beim Ausüben bestimmter Sportarten

Sportart		Energieverbrauch pro Stunde in kcal	Abbau von Fettgewebe in g
Gehen	3 km/Std. 4,5 km/Std.	100 150	11 17
Wandern	6 km/Std.	300	33
Dauerlauf	9 km/Std. 12 km/Std.	700 900	78 100
Radfahren	9 km/Std. 15 km/Std. 21 km/Std.	260 400 650	29 44 72
Gymnastik	Dehnübungen Konditionsgymnastik	220 500	26 55
Schwimmen	20 m/Min.	320	35
Skilanglauf	9 km/Std.	650	72
Rudern	3 km/Std. 6 km/Std.	270 630	30 70

Entspannungstechniken: lernen, locker zu lassen

Keine Sorge: Ich will Sie nicht in die Psychokiste stecken. Wir sollten uns aber ernsthaft fragen, ob nicht auch unsere Psyche den Cholesterinspiegel beeinflussen kann. Wir wissen heute, dass viele Krankheiten psychosomatisch sind, also einen gewissen Zusammenhang zwischen Seele und Körper aufweisen. Es gibt sogar Ärzte, die behaupten, es gäbe überhaupt keine Krankheit, die nicht auch irgendwo psychosomatisch wäre.

▼ Stress ist einer der wichtigsten Faktoren für Cholesterinerhöhung – daher helfen auch Entspannungstechniken so gut.

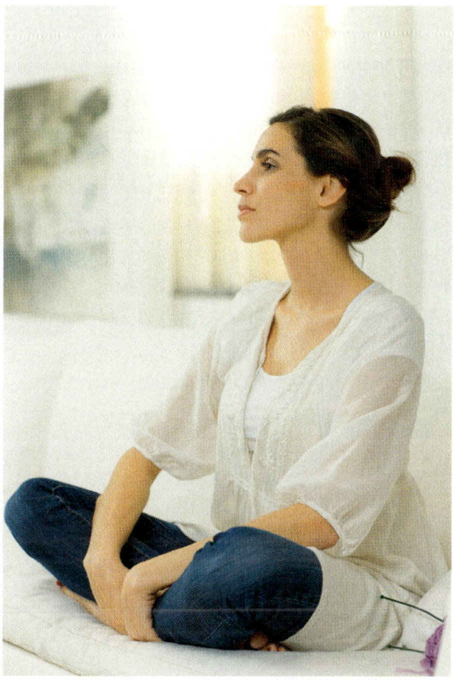

Welchen Anteil hat die Psyche am erhöhten Cholesterinspiegel?

Ich sehe immer wieder Patienten, die sich streng vegetarisch ernähren und regelmäßig Ausdauersport treiben, also vieles richtig machen, und trotzdem hohe Cholesterinwerte haben. Wenn eine familiäre Hypercholesterinämie ausgeschlossen ist (S. 11), dann bleibt eigentlich nur noch die Psyche übrig. Ich beobachte oft, dass solche Menschen wie das Kaninchen auf die Schlange starren, wenn es um ihren Cholesterinwert geht, sie innerlich stark angespannt sind oder sie einen unbewältigten Konflikt in sich tragen. Die Themen wären hier also: Angst, Verkrampfung oder Konfliktbewältigung/-verarbeitung. All dies bedeutet enormen Stress für den Organismus. Und Stress ist einer der wichtigsten Faktoren für Cholesterinerhöhung.

Aus der Grundlagenforschung wissen wir, dass es bei Anstieg der Stresshormone Adrenalin, Noradrenalin und Kortison im Blut auch zu einem Anstieg der Fettsäuren, des Blutzuckers und des Cholesterins kommt. Gleichzeitig regulieren die Stresshormone die LDL-Rezeptoren an den Zellwänden herunter. Die LDL-Rezeptoren fischen Cholesterin aus dem Blut und schleusen es in die Zellen ein. Stress verbessert also die Cholesterinbereitstellung und verhindert den Abbau. Als Folge davon kommt es zu exzessiven Cholesterinanstiegen.

Stress ist lebensnotwendig – im rechten Maß

Warum hat die Natur das so eingerichtet? Die Natur tut selten etwas, ohne dass ein Sinn dahinter steckt. Stress hat sich im Laufe der Evolution als lebensnotwendig, im wörtlichen Sinne sogar als überlebensnotwendig herausgestellt. Stress bereitet uns im Leben auf Kampf oder Flucht vor (oder wie es im Neudeutschen so schön heißt: fight or flight). Dafür benötigen wir Energie, die durch die Stoffwechselvorgänge bereitgestellt wird, die von den Stresshormonen initiiert werden. Jedes Mal, wenn wir gestresst sind, weil wir einen Streit mit dem Partner hatten, der Chef uns ungerecht behandelt hat oder ein Autofahrer uns die Vorfahrt genommen hat, dann müssten wir eigentlich einen 10 000-Meter-Lauf machen, um den Stress und die dadurch im Blut angehäuften Mengen von Fett und Zucker wieder abzubauen.

Noch schlimmer verhält es sich bei chronischem Stress, z. B. einer juristischen Auseinandersetzung, die sich über Jahre hinzieht, einen nicht enden wollenden Streit mit der buckeligen Verwandtschaft oder Konflikte am Arbeitsplatz, die sich über lange Zeit nicht lösen lassen. Hier schwelt etwas dauerhaft. Dabei werden laufend Stresshormone freigesetzt. In der Regel merken wir noch nicht einmal den Stress, weil wir ihm ja chronisch ausgesetzt sind und wir uns scheinbar an ihn »gewöhnt« haben. Unser Organismus hat sich aber nicht daran gewöhnt und hält nach wie vor die Stoffe für uns bereit, die wir eigentlich für Kampf oder Flucht bräuchten.

Stress hat viele Ursachen

Studien zeigen, wie sich Stress auf den Cholesterinwert auswirkt. In einem Fall hat man Finanzbeamten Zeitdruck ausgesetzt (ich wusste gar nicht, dass das geht, aber die Wissenschaftler haben es irgendwie geschafft). Die Folge: Der Cholesterinwert der Finanzbeamten stieg deutlich an. Also sollte man doch meinen, Arbeit ist ja immer mit einer gewissen Menge von Stress verbunden und damit stets unvorteilhaft. Das Beste wäre also, überhaupt nicht zu arbeiten. Weit gefehlt! In einer anderen Studie fand man heraus, dass Arbeitslose mit einem deutlichen Anstieg ihres Cholesterins reagieren. Irgendeine Arbeit zu haben, scheint also immer noch besser zu sein, als gar nichts zu tun. Zum Schluss noch ein Tierexperiment: Man setzte Gorillas sozialem Stress aus. Es ging um Rangkämpfe innerhalb der Hierarchie der Gruppe. Bei den rangniedrigeren Männchen kam es zu einem deutlichen Abfall des HDL-Cholesterins, des guten Schutzcholesterins. Man kann ja über die Übertragbarkeit von Tierversuchen auf den Menschen trefflich streiten, ich glaube aber, dass Rangkämpfe auch beim Menschen sehr häufig sind. Überall, wo Menschen zusammenkommen, geht es immer auch um Dominanzstreben und Macht.

Robert K.

»Ich bin schlank, doch trotz Sport und gesunder Ernährung verordnete mir der Arzt bei meinen schlechten Werten sofort Statine.«

Robert K. (45) erschien sehr pünktlich, mit Anzug und Krawatte in meiner Ambulanz. Als Manager eines mittelständischen Unternehmens war er von seinem Arbeitgeber zum Check-up geschickt worden. Dabei waren Belastungs-EKG, Ultraschall der Bauchorgane und der Halsschlagadern und alle Blutwerte tadellos gewesen – bis auf die Fettwerte: Bei einem Gesamtcholesterin von 304 mg/dl und niedrigen Triglyceriden von 88 mg/dl standen LDL mit 237 mg/dl und HDL mit 49 mg/dl in einem mehr als ungünstigen Verhältnis zueinander. Der Arzt hatte Robert schon einen Herzinfarkt angekündigt und ihm sofort Statine verordnet. Doch Robert K. wollte sich zunächst eine Zweitmeinung einholen.

Marathon bin ich auch schon gelaufen – mit einer guten Zeit von 3:15 h.

Man sah ihm seine hohen Fettwerte wirklich nicht an: drahtig und durchtrainiert gab er auf Befragen an, mehrfach in der Woche im Sportstudio oder im Park zu trainieren – etwas Muskeltraining, viel Ausdauer. An einem Marathon hatte er auch schon teilgenommen (er betonte dabei die sehr gute Zeit von 3:15 h). Er ernährte sich gesund – zwei- bis dreimal pro Woche mageres Fleisch, mehr Geflügel als Schwein und Rind, ab und zu Fisch, viel Salat, Obst, Gemüse und meist auch Vollkornprodukte. Ich dachte bei seinen Werten schon an eine familiäre Hypercholesterinämie, doch in seiner Familie waren Herzinfarkte oder Schlaganfälle nicht gehäuft. Robert K. hatte bereits die Werte seiner Eltern und seines Bruders eingeholt, die völlig unauffällig waren. Besonders erbosten ihn die guten Werte seines Bruders, der keinen Sport trieb, sogar leicht übergewichtig war, nichts für seine Gesundheit tat, überhaupt wenig Ehrgeiz zeigte und »nur« Realschullehrer geworden sei.

Das Schlimmste ist, dass mein schlapper Bruder, der es eh zu nicht viel gebracht hat, so gute Blutfettwerte hat.

Diese, teilweise abfällig vorgetragenen Äußerungen führten mich auf die richtige Fährte. Vielleicht hatte sich Robert K. seine hohen Fettwerte gerade durch seinen peniblen Umgang mit allen Anforderungen der täglichen Arbeit und des normalen Lebens selbst angeeignet? Ehrgeiz, Übergenauigkeit, Verbissenheit sind ein prima Nährboden für stressbedingte Erhöhungen des Cholesterins. Auf sein Freizeitverhalten angesprochen, gab er zu, viel Fachliteratur zu lesen, aber auch regelmäßig Kurzreisen in Städte zu machen (wo er meist an einem umfangreichen Besichtigungsprogramm teilnahm). Auf das Thema Stress angesprochen, meinte Robert K., dass er sich dies immerhin vorstellen könne. Zukünftig sollte er lernen loszulassen. Es wurden

Möglichkeiten besprochen, in der Firma Verantwortung zu verteilen und einige Tätigkeiten zu delegieren.

Zukünftig werde ich in der Firma versuchen, mehr Aufgaben zu delegieren.

Wir führten ein Belastungs-EKG durch, um die für ihn optimale Trainingsleistung zu ermitteln. Diese lag bei einer Herzfrequenz von 125–135 pro Minute beim Fahrradfahren und 130–140 pro Minute beim Joggen. Er selbst hatte stets bei 150–170 Schlägen trainiert (»Man muss doch schließlich merken, dass man sich auch belastet!«), womit er weit außerhalb der Fettverbrennung gelegen hatte. Zukünftig sollte der größte Teil des Trainings in seinem optimalen Fettverbrennungsbereich stattfinden. Des Weiteren sollte er auch einmal etwas tun, was überhaupt keinen Zweck verfolgte, z. B. den Sonnenschein genießen oder einen Roman lesen. Außerdem riet ich Robert dringend dazu, ein Entspannungsverfahren zu erlernen, doch hier stieß ich auf den größten Widerstand. Das sei doch nur etwas für warmduschende Weicheier und durchgeknallte Esoteriker. Da er eher körperorientiert ist, konnte ich ihn immerhin vom Muskelentspannungstraining nach Jacobson überzeugen. Für jede Trainingseinheit im Ausdauerbereich sollte er auch ein Entspannungstraining einlegen.
Nach drei Monaten war sein LDL um über 15 % abgesunken, das HDL sogar um mehr als 20 % angestiegen – und das völlig ohne Medikamente. Am bemerkenswertesten finde ich aber: Robert K. hat spontan geäußert, dass er sich sowohl mit dem moderaten Ausdauertraining als auch mit den Entspannungsübungen viel ausgeglichener und leistungsfähiger fühlt.

Das gute HDL sinkt unter Stress

Denken Sie an die Machtkämpfe in manchen Familien. Bestimmt die Schwiegermutter, wo dieses Jahr Weihnachten gefeiert wird, hat Tante Herta uns wieder einmal ihren Willen aufgezwungen oder hat der Familienvater schon wieder einen Urlaub am Meer gebucht, weil er gerne segelt, die Ehefrau aber lieber einmal in die Berge möchte? Hat der Chef einem schon wieder den unangenehmen Auftrag gegeben, während Kollege Müller sich immer die Rosinen herauspicken darf? Hat bei der jährlichen Vereinssitzung des Rammlervereins Gelsenkirchen wieder einmal Metzger Koslowski seine Spezis in den Vorstand drücken können, während oppositionelle Strömungen wie schon letztes Jahr abserviert wurden? Man könnte die Serie mit Parteien, Bürgerinitiativen, Kirchengemeinden etc. beliebig fortsetzen.
Denken Sie bitte daran: Wann immer Sie sich in einer solchen Situation unterlegen fühlen und gestresst oder frustriert sind, wird Ihr gutes HDL sinken. Und es gibt nur ein sicheres Mittel gegen niedriges HDL (S. 90).

Entspannungsverfahren senken das Cholesterin nachweislich

Wenn nun Stress nachgewiesenermaßen die Cholesterinwerte ungünstig beeinflusst, wie ist es dann mit dem Gegenteil? Helfen entstressende Maßnahmen tatsächlich, das Cholesterin zu senken? Auch hierzu gab es Versuche. Man hat Menschen mit erhöhtem Cholesterin zufällig in zwei Gruppen eingeteilt. Die eine Gruppe sollte so leben wie bisher (Kontrollgruppe). Die andere Gruppe musste (falsch: sie durfte!) täglich Yoga praktizieren. Ergebnis: Nach vier Wochen sank in der Yoga-Gruppe das Cholesterin um etwa 10 Prozent ab – ohne Medikamente! In der Kontrollgruppe blieben die Werte selbstverständlich unverändert. Was für Yoga gilt, trifft natürlich auch für andere Entspannungsverfahren zu. Egal, ob Sie Yoga praktizieren, autogenes Training betreiben oder meditieren: Alles, was Sie entspannt, wird auch Ihr Cholesterin sinken lassen.

Entspannungsverfahren – auch für harte Kerle

Leider existieren gerade auf dem Gebiet der Entspannungsverfahren immer noch viele Vorurteile, die ich an dieser Stelle gern ausräumen möchte. Ich weiß nicht, ob mir dies gelingt, weil es erfahrungsgemäß viel schwieriger ist, jemanden vom Wert einer richtigen Entspannung als von der Notwendigkeit von Sport oder einer Ernährungsumstellung zu überzeugen (was auch schon schwer genug ist). Ich höre immer wieder Aussagen wie beispielsweise: »Wenn ich abends ein Glas Wein trinke, entspanne ich am besten. Weitere Entspannungsverfahren brauche ich gar nicht.« Natürlich kann auch ein Schlückchen Alkohol zu einer Entspannung beitragen. Vielleicht sind sogar darauf die »günstigen« Effekte des Alkohols zurückzuführen – und nicht auf irgendwelche pharmakologischen Wirkungen des Alkohols. Es handelt sich dabei aber um keine aktive Entspannung, sondern lediglich um ein Betäuben, um ein Zukleistern von Konflikten. Wir könnten auch eine Tablette Valium nehmen, dann sind wir auch schön entspannt. Aber dabei sehen wir schon das Problem: Menschen, die Beruhigungsmittel einnehmen, sind entweder wirklich krank (und brauchen das ärztlich verordnet für eine gewisse, begrenzte Zeit) oder sie sind medikamentenabhängig. Alkohol zu trinken, um sich zu entspannen, kann auch sehr schnell in eine Abhängigkeit führen. Alkoholabhängig ist keineswegs nur derjenige, der morgens schon seinen Schnaps braucht, weil sein Alkoholspiegel abgesunken ist.

Das eigene Weltbild überdenken

»Wenn ich mich am Wochenende mal richtig ausgeschlafen habe, dann bin ich auch entspannt.« Natürlich entspannt auch ein tiefer Schlaf. Aber schlafen müssen wir sowieso. Wir erreichen dadurch nicht die aktive Entspannung wie durch Meditationen oder andere Entspannungsverfahren. »Meditationen und so ein Kram sind doch nur etwas für Weicheier!« Gerade Herzpatienten und leistungsorientierte

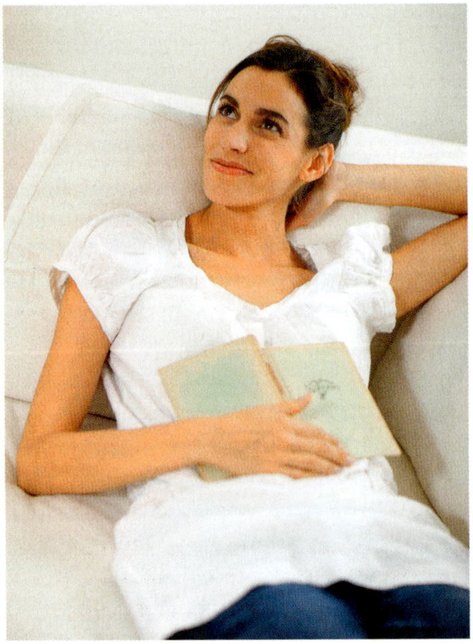

▲ Egal, ob Sie Yoga praktizieren, autogenes Training betreiben, oder meditieren: Alles, was Sie entspannt, wird auch Ihr Cholesterin sinken lassen.

Managertypen (auch eine Hausfrau kann ein Managertyp sein!) haben häufig eine solche Einstellung. Toll, wenn man so stark ist und so viel aushält. Dann hält man bestimmt auch die zweite oder dritte Aufdehnung der Herzkranzgefäße, die nächste Bypassoperation oder den ersten Schlaganfall aus. Und dann will ich aber bitte keine Klagen aus dem Rollstuhl hören!
Ich will Ihnen keine Angst machen, aber ich halte es einfach für wenig vernünftig, wenn gerade angeblich rationale Menschen einfache, nebenwirkungsfreie und nachgewiesenermaßen effektive Verfahren von vornherein ablehnen, weil sie ihnen eben nicht in das eigene Weltbild passen. Da darf man bei so viel pseudorationaler Irrationalität ein wenig Emotionalität entgegensetzen, um es auf den Punkt zu bringen.

Für jeden das Richtige: Yoga, Tai Chi und Co.

Niemand kann heute sagen, er habe nicht die Möglichkeit, für relativ wenig Geld solche Übungen zu erlernen. Das wichtigste Hindernis sind die eigenen Vorurteile. Das zweite Hindernis ist, das Erlernte dann auch in den Alltag einzubauen. Ich will gar nicht behaupten, dass jeder Yoga oder Tai Chi gut finden muss. Der eine kommt damit zurecht, ein anderer nicht. Was ich aber allen Ernstes behaupte: Es gibt für jeden mindestens ein Verfahren, welches er praktizieren kann. Introvertierte Menschen kommen möglicherweise besser mit dem autogenen Training zurecht, welches mit Autosuggestionen (der eigenen bildhaften Vorstellung) arbeitet. Extrovertierte bevorzugen eventuell das Tai Chi (chinesisches Schattenboxen). Für mehr körperorientierte Menschen ist oft das Muskelentspannungstraining nach Jacobson ein guter Einstieg. Es gibt mittlerweile auch gute CDs mit Meditationsübungen oder entspannenden Fantasiereisen.

In Volkshochschulen, in Rehakliniken, vielen anderen Institutionen oder auch im Urlaub kann man viele dieser Verfahren in angenehmer Atmosphäre in einer Gruppe erlernen. Krankenkassen und Volkshochschulen bieten nicht selten auch Stressbewältigungsseminare an. Das Angebot ist mittlerweile immens. Lernen Sie das Entspannungsverfahren gründlich, am besten unter persönlicher Anleitung in einer Gruppe. Bleiben Sie mindestens drei Monate am Ball. Beobachten Sie Ihr eigenes Wohlbefinden und Ihre Laborwerte. Und entscheiden Sie erst dann, ob es sich für Sie gelohnt hat.

Stress? Lassen Sie sich helfen!

Stellen Sie sich chronischem Stress. Versuchen Sie Konflikte, Probleme oder psychische Dauerbelastungen – wenn irgend möglich – zu lösen. Suchen Sie dabei Hilfe. Herzpatienten und Menschen mit hohem Cholesterin sind oft »einsame Wölfe«, Einzelkämpfer, die es für ein Zeichen von Schwäche halten, Verbündete oder Unterstützer zu suchen. Jeder Profi hat aber heute einen Coach. Manchmal ist ein Problem, ein Konflikt auch gar nicht lösbar. Dr. Max-Otto Bruker pflegte dann immer sinngemäß zu sagen: »Wenn ich eine Situation nicht ändern kann, dann muss ich meine Einstellung zu dieser Situation ändern.«

Ich möchte Ihnen an dieser Stelle kein Patentrezept offerieren. Die Unterstützung kann durch gute Freunde, Angehörige, Kollegen, Seelsorger, Ärzte oder auch Psychotherapeuten kommen. Es sollte in jedem Fall eine Person Ihres Vertrauens sein. Derjenige sollte Ihnen Ihre eigenen Verhaltensweisen, Einstellungen und Gefühle widerspiegeln. Natürlich kann der eine oder andere Vorschlag hilfreich sein. Manchmal zählt aber auch viel mehr, einer Niederlage zuzustimmen. Was nützt mir eine jahrelange juristische Auseinandersetzung, wenn der Preis (Nerven, Zeit, Geld und vielleicht ein Herzinfarkt) größer als der zu erwartende Gewinn ist? In jedem Fall sollten Sie mit der Lösung leben können.

Heilpflanzen und Nahrungsergänzungen

Immer mehr Menschen misstrauen der Chemie und bevorzugen Medikamente natürlicher Herkunft gegenüber chemisch-synthetischen Präparaten. Und in der Tat gibt es einige Heilpflanzen und auch Vitamine, die bei erhöhten Cholesterinwerten wirksam sind.Die Heilkraft der Natur ist enorm. Doch häufig reicht es nicht, regelmäßig Artischocken oder Knoblauch zu essen – denn die Dosis macht's. Hochwertige und hochdosierte Präparate sind dann das Mittel der Wahl.

Artischocke: senkt Cholesterin, fördert Verdauung

Für die Artischocke wurden in mehreren wissenschaftlichen Untersuchungen Senkungen zwischen 10 und 15 Prozent beschrieben. Leider reicht es nicht aus, sich mit reichlich Artischockenböden zu ernähren. Abgesehen davon werden die cholesterinsenkenden Inhaltsstoffe aus den Blättern gewonnen und diese schmecken nicht so gut. Die in den Artischockenblättern enthaltenen Wirkstoffe wirken:

- antioxidativ (schützen also Fette vor dem Ranzigwerden),
- hepatoprotektiv (schützen die Leber),
- verbessern die Fettverdauung und
- verhindern, dass der Körper Cholesterin selbst produziert.

Uns interessieren im Zusammenhang mit erhöhten Cholesterinwerten natürlich besonders die letzten beiden Punkte: die verbesserte Fettverdauung und die verminderte Cholesterineigensynthese.

Tatsächlich hemmt die Artischocke die Cholesterineigensynthese genauso gut wie die Statine, wenn auch quantitativ nicht im gleichen Maße. Die vermehrte Gallenproduktion und -ausschüttung ist für uns mindestens ebenso wichtig. Die Gallenflüssigkeit besteht zum großen Teil aus Cholesterin und aus Gallensäuren. Gallensäuren wiederum sind aber auch aus Cholesterin gebildet. Wenn wir über die Gallenflüssigkeit also mehr Cholesterin (und Gallensäuren) »loswerden«, dann haben wir schon eine Menge erreicht. Das Problem ist aber, dass das Cholesterin (und die Gallensäuren) im Endteil des Dünndarms zu mehr als 90 Prozent wieder resorbiert werden. Mit der vermehrten Produktion und Ausschüttung allein haben wir also noch nicht so viel erreicht, wir müssen auch noch die Wiederaufnahme verhindern.

Artischocke am besten mit Ballaststoffen kombinieren

Und hier gibt es drei Lösungen: Ezetimib, Ionenaustauscher (siehe Seite 51) und Ballaststoffe. Ballaststoffe sind nämlich in der Lage, Cholesterin (und Gallensäuren) zu binden und unser Organismus kann sie so nicht mehr aufnehmen. Cholesterin (und Gallensäuren) verschwinden so per Villeroy & Boch aus unserem Körper. Die Einnahme eines Artischockenpräparates sollten Sie also mit einer sehr ballaststoffreichen Kost oder sogar mit einem zusätzlichen Ballaststoffpräparat verbinden. Hier noch einige Tipps, wie Sie die Therapie mit Artischocke wirklich erfolgreich gestalten können: Wählen Sie ein qualitativ hochwertiges, gut dosiertes Präparat mit etwa 300 bis 400 mg Extrakt pro Kapsel. Viele Präparate (nicht alle) aus Supermärkten, Drogerien, Reformhäusern und Versandhäusern sind leider gnadenlos unterdosiert. Bei der Phytotherapie (Pflanzenheilkunde) kommt es aber schon darauf an, mit hohen Dosen zu arbeiten. Hier gilt wirklich: Viel hilft viel! Einige Artischockenpräparate:

- Ardeycholan Artischocke
- Hewechol
- Hepar-POS
- Hepar SL forte

Nehmen Sie ein Artischockenpräparat etwa eine halbe Stunde vor jeder Hauptmahlzeit ein. Als Nebenwirkung werden Sie möglicherweise bemerken, dass sich Ihre Verdauung verbessert (wenn Sie etwa unter Blähungen oder Völlegefühl nach dem Essen leiden). Bei leichten Cholesterinerhöhungen reicht vielleicht eine Kapsel aus, bei erwünschten größeren Senkungen sollten Sie nicht sparsam sein und zwei Kapseln nehmen. In einer eigenen Studie konnte ich nachweisen, dass ich mit einem Artischockenpräparat allein bei meinen Patienten eine Cholesterinsenkung von 10 bis 15 Prozent erzielen konnte. Die Patienten, die zusätzlich ein Ballaststoffpräparat einnahmen, kamen auf 15 bis 20 Prozent – fast schon vergleichbar mit der Wirkung von Statinen.

Ballaststoffpräparate gegen hohes Cholesterin

Auch hier gilt wieder: Die Dosis macht's! Also bei Ballaststoffen nicht kleckern, sondern klotzen. Wie bereits erwähnt, wirken Artischockenpräparate besonders gut in Kombination mit Ballaststoffen. Besonders empfehlen möchte ich Ihnen hier den Leinsamen, da dieser außerdem viele Omega-3-Fettsäuren, die noch die Triglyceride senken, enthält. Ferner die Haferkleie und den Flohsamen (Plantago ovata). Für letztere beiden Stoffe existieren mittlerweile eine ganze Reihe von Untersuchungen, die eine Senkung von mehr als 10 Prozent belegen.

Wer es gern bequemer mag, kann auch ein Fertigpräparat einnehmen. Bewährt hat sich hier das Flohsamenpräparat Mucofalk,

WISSEN

Falls Sie Artischocken nicht vertragen: Gelbwurz

Als Ersatzpräparat – wenn die Artischocke nicht vertragen wird – empfehle ich gern die Javanische Gelbwurz (Curcuma). Auch Curcuma regt die Gallenproduktion und -ausschüttung an. Natürlich können Sie auch reichlich mit Curcuma (z. B. in Curry enthalten) würzen – das würde ich Ihnen als zusätzlichen Baustein innerhalb der Ernährung sowieso empfehlen. Nicht jeder mag aber Curry zum Marmeladenbrötchen, sodass die Kapseleinnahme doch etwas zuverlässiger erscheint. Nehmen Sie auch hier jeweils eine Kapsel etwa eine halbe Stunde vor jeder Hauptmahlzeit. Einige Curcuma-Präparate: Infitract, Curcutruw.

welches es in den Geschmacksrichtungen Apfel oder Orange als Pulver aus der Portionstüte oder lose aus der Dose gibt. Auch hier gilt: Eine Portion nach jeder Hauptmahlzeit mit viel Flüssigkeit. Noch ein Tipp: Wenn Sie das Flohsamenpulver in die Flüssigkeit gerührt haben, sollten Sie rasch vorgehen. Das Ganze geliert sonst und Sie haben das Gefühl, flüssige Gummibärchen zu trinken.

Der gute alte Knoblauch

Zum Schluss möchte ich noch die Heilpflanze erwähnen, über die es die meisten Studien in Bezug auf die Cholesterinsenkung gibt, nämlich den Knoblauch. Sie können den Knoblauch pur oder als Kapsel einnehmen. Wenn Sie ihn »im Original« verzehren, dann sollten Sie aber schon 4 g (= zwei große Zehen) nehmen. Das Ganze auch noch roh, auf keinen Fall gekocht oder gebraten, weil dann die cholesterinsenkenden Bestandteile verschwinden. Sie können dann auch schon die wichtigste Nebenwirkung des Knoblauchs erkennen: Er macht einsam! Die Einnahme von Kapseln ist – zumindest in unserem Kulturkreis – da schon praktikabler. Auch hier gibt es aber Einiges zu beachten.

Die besten Wirkungen wurden mit Präparaten aus Knoblauchpulver oder Extrakten erzielt (etwa 10 bis 15 Prozent Senkung), nicht hingegen mit denen aus Knoblauchöl. Und wie bei allen Heilpflanzen: Sie sollten nicht unterdosieren. Etwa 1 200 mg pro Tag Knoblauchpulver oder -extrakt sollten es schon sein. Viele Präparate sind recht gering dosiert: Man müsste schon 10 oder 20 Kapseln täglich einnehmen, um auf vernünftige Mengen zu kommen. Wenn Sie üblicherweise nach Verzehr eines Gerichtes mit Knoblauch etwas streng riechen (die Geruchsstoffe werden auch über die Atemluft und den Schweiß ausgeschieden), dann sollten Sie auch unter einer gut dosierten Therapie mit Knoblauchpräpara-

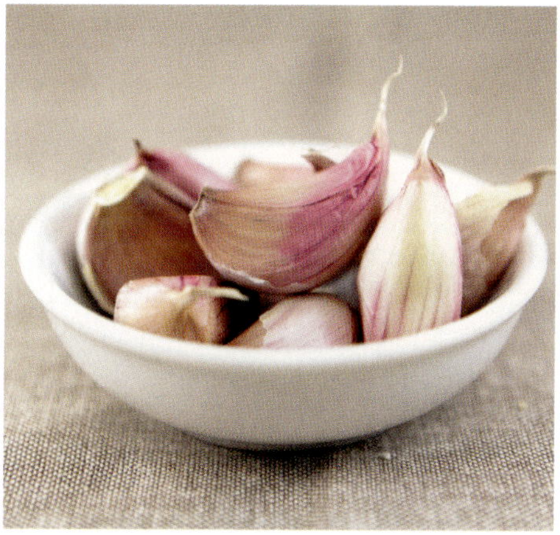

▲ Mindestens zwei große Zehen sollten es pro Tag sein – auf keinen Fall gekocht, sondern roh.

ten etwas »mümmeln«. Wenn Sie oder Ihre (mehr oder dann vielleicht auch weniger) Nahestehenden gar nichts riechen, dann war das Präparat vielleicht doch nicht so gut dosiert oder qualitativ nicht hochwertig. Einige Knoblauchpräparate:

- Kneipp Knoblauch Drg.
- Sapec Drg.
- Vitagutt Knoblauch 300 Ksp.

Zur Ehrenrettung des Knoblauchs möchte ich aber noch einige weitere Vorteile dieser uralten Heilpflanze anführen (die ägyptischen Pyramidenerbauer streikten, um ihre Knoblauchrationen zu erhalten). Knoblauch senkt nicht nur das Cholesterin, sondern

- wirkt qualitativ auf die Blutgerinnung wie ASS = Aspirin,
- wirkt leicht blutdrucksenkend,
- hemmt das Wachstum von Bakterien, Viren und Pilzen.

Bauen Sie also den Knoblauch – wo immer Sie selbst oder Ihre Umgebung es tolerieren – großzügig in Ihre Ernährung ein. Ein Knoblauchpräparat darf es auch sein, wenn Sie mit Artischocke, Curucuma oder Ballaststoffen nicht den gewünschten Erfolg erzielen. Sie können die verschiedenen Heilpflanzen auch alle kombinieren, wobei die Kombination Artischocke/Gelbwurz oder mehrere Ballaststoffpräparate untereinander wegen ähnlichem Wirkungsmechanismus nicht sinnvoll ist.

Antioxidative Vitamine

Schlucken Sie auch täglich ein Vitaminpülverchen oder ein Multi-Präparat? Hat man Ihnen sogar versprochen, dass Sie bei Einnahme bestimmter Präparate niemals einen Herzinfarkt bekommen werden? Sind Sie auch verunsichert über die äußerst widersprüchlichen Informationen, die Sie zu Vitaminen und Mineralien erhalten?

Keine Sorge, dann sind Sie nicht allein. Kaum ein Markt – ich spreche bewusst von Markt – ist so umstritten wie der Nahrungsergänzungsmarkt. Einerseits gibt es Ärzte, die behaupten, es nütze doch alles eh nichts, könne im Gegenteil sogar zu schweren Schäden führen. Andererseits gibt es vehemente Befürworter, die ihr Präparat teilweise sehr aggressiv vermarkten und abenteuerliche Heilerfolge versprechen. Die Wahrheit liegt wahrscheinlich irgendwo in der Mitte, weil harte wissenschaftliche Erkenntnisse hierzu spärlich und widersprüchlich sind oder Studienergebnisse überinterpretiert werden.

Antioxidanzien scheinen Sinn zu machen – insbesondere wenn eine Kombination antioxidativer Substanzen eingesetzt wird:
- Vitamin C 1–3 g = ¼–1 TL
  z. B. Vitamin-C-Pulver
- Vitamin E 300–400 I.E.
  z. B. Mowivit 600 jeden zweiten Tag
- Selen 50–200 µg
  z. B. Cefasel 100 Tabs

Dies sind die wichtigsten Einzelsubstanzen. Achtung: Zwischen Einnahme von Selen (als anorganisches Selenit) und Vitamin C sollten mindestens zwei Stunden liegen. Karotinoide, Zink, Q10, Acetylcystein sind weitere wichtige Antioxidanzien. Gut dosierte und preisgünstige Kombinationspräparate sind:
- Orthoexpert basic immun
- Orthomol cor
- Oxylyc
- Selen forte Syxyl

Selen ist ein Spurenelement, dessen biologische Struktur unseren Körper vor Oxidation schützt. Bei allen Krankheiten, bei denen freie Radikale (aggressive Moleküle, die andere Substanzen oxidieren) eine Rolle spielen, ist Selen hilfreich. Besonders bei Krebs und Rheuma ist die Datenlage bereits sehr gut. Für Gefäßerkrankungen gibt es noch keine großen, methodisch sauberen Studien. Es ist jedoch davon auszugehen, dass Selen – besonders im Verbund mit anderen Antioxidanzien – hilfreich ist. Dies gilt insbesondere für Deutschland, welches weltweit zu den selenärmsten Gebieten gehört. Die deutschen Normwerte liegen deutlich unter denen von USA oder Japan. Interessanterweise wird Tierfutter seit Anfang der 90er Jahre mit Selen angereichert. Seitdem sind einige Tierkrankheiten, die die Tierzüchter früher gefürchtet haben, völlig ausgestorben. Für die Deutsche Gesellschaft für Ernährung (DGE) ist Deutschland merkwürdigerweise kein Mangelland. Manchmal sind die Tierärzte eben schlauer als die Experten für menschliche Medizin und Ernährung.

Vitamine bei Homocysteinerhöhung

Bei einer Fettstoffwechselstörung und einer Homocysteinerhöhung halte ich eine Senkung des Homocysteins durch eine geeignete Vitamin-B-Kombination für sehr sinnvoll. Studien haben ergeben, dass bereits leichte Homocysteinerhöhungen das Risiko so stark erhöhen wie deutliche Cholesterinerhöhungen. Das Risiko für Todesfälle durch Herzinfarkt oder Krebs verdoppelt sich nach epidemiologischen Studien bereits bei leichten Erhöhungen. Unser Stoffwechsel benötigt zum Abbau des Homocysteins die Vitamine B_6, B_{12} und Folsäure – und zwar alle drei zusammen. Unter einer ausreichend dosierten Vitamintherapie kann man fast jeden Homocysteinwert (bis auf seltene erblich bedingte massive Erhöhungen) in den Normbereich bringen. Welche Vitamine in welchen Dosen sind bei erhöhtem Homocystein nötig?

- Folsäure: 0,4–1 mg
- Vitamin B_6: 5–10 mg
- Vitamin B_{12}: 10 µg (bei unzureichender Aufnahme über den Darm 300 µg) oder alle 3 Monate 1 mg als Spritze

Empfehlenswerte Kombinationspräparate sind beispielsweise:

- Orthoexpert cor aktiv (Vitamin B_6 12,5 mg, B_{12} 400 µg, Folsäure 1 mg, Tagesdosis 2 × 1)
- Folsäure Hevert Tabl. (1 tägl. = 5 mg)
- + B-Komplex-forte-Hevert Tabl. (1 tägl. = B_6 50 mg, B_{12} 500 µg)

Orthoexpert cor aktiv hat den Vorteil, dass es noch Magnesium, Lutein und Q10 enthält (wichtig z. B. bei Herzrhythmusstörungen oder Herzschwäche).

B-Komplex-forte-Hevert enthält zusätzlich 100 mg Vitamin B_1, welches vor Polyneuropathie zu schützen vermag. Mit jedem der beiden Präparate habe ich gute Senkungen des Homocysteins beobachtet.

Vitamin D: das Sonnenvitamin

Vitamin D ist seit den 30er Jahren des letzten Jahrhunderts als »Knochenvitamin« zur Verhütung und Behandlung von Osteoporose und Rachitis bekannt – mehr aber auch nicht. In den letzten Jahren explodiert aber das Wissen zu diesem Vitamin. Wir haben festgestellt, dass es enge Beziehungen zwischen der Höhe des Vitamin-D-Spiegels im Blut und dem Auftreten von kardiovaskulären Erkrankungen wie Herzinfarkt, Schlaganfall oder Verengungen der Beinarterien gibt: Je höher der Vitamin-D-Spiegel, desto geringer das Risiko. Auch Erkrankungen wie Diabetes mellitus und Bluthochdruck werden durch Vitamin D günstig beeinflusst. Nebenbei – und das ist für dieses Buch zwar nicht so wichtig, aber doch nicht ganz uninteressant – vermindert eine gute Vitamin-D-Zufuhr das Auftreten von Autoimmunerkrankungen wie Rheuma, Asthma oder Neurodermitis sowie die Häufigkeit von Krebserkrankungen (z. B. Brust-, Dickdarm- und Prostatakrebs bis zu 50 Prozent).

Erstaunlicherweise wird angesichts der überragenden Bedeutung von Vitamin D und dem in der deutschen Bevölkerung sehr häufigen Vitamin-D-Mangel nicht zu einer großzügigen Versorgung geraten, sondern im Gegenteil erscheinen in den Medien und auf den Beipackzetteln Warnungen vor den »gefährlichen« Überdosierungen mit Vitamin D. Darum fasse ich an dieser Stelle einige wichtige Fakten und Empfehlungen kurz zusammen:

- Von den Ernährungsgesellschaften wird eine tägliche Zufuhr von nur 200 I.E. empfohlen. Wissenschaftler, die sich mit den Auswirkungen von Vitamin D auf unsere Gesundheit beschäftigen, empfehlen mindestens 1000 I.E.
- Die Zufuhr mit der Nahrung beträgt bei den meisten Menschen eher unter 100 I.E.
- Altersheimbewohner haben zu praktisch 100 Prozent einen Vitamin-D-Mangel.
- Blutuntersuchungen werden in Praxen und Krankenhäusern so gut wie nie durchgeführt. Der Mangel beginnt bereits bei Werten unter 20 ng/ml bzw. 50 nmol/l. Diese Werte werden – nicht nur von Senioren – häufig unterschritten. Den Optimalbereich, der bei Herzkrankheiten angestrebt werden sollte, liegt bei über 40 ng/ml bzw. 100 nmol/l.
- Reich an Vitamin D sind Fische, je fetter desto besser. Lebertran hat natürlich auch viel Vitamin, lässt aber geschmacklich zu wünschen übrig. Milch, Eier und Pilze sind weitere Vitamin-D-Quellen, die allein aber den Bedarf nicht decken können.
- Wer täglich mehrere Stunden ungeschützt im Freien verbringt hat wegen der Vitamin-D-Bildung in der Haut meist keine Probleme – aber wer macht das schon (außer Bauarbeitern, Förstern und ähnlichen Berufen).
- Eine nennenswerte Vitamin-D-Bildung findet in unseren Breiten auch nur in den Monaten Mai bis September statt – und auch das nur in den Mittagsstunden.
- Dazu müssen aber auch große Teile der Haut der Sonne ausgesetzt sein. Bekleidete Haut bildet fast kein Vitamin D. Wer einen Sonnenschutz ab Sonnenschutzfaktor 8 benutzt, bildet überhaupt kein Vitamin D!
- Ältere Haut bildet auch ungeschützt nur einen Bruchteil des Vitamins D, welches von junger Haut gebildet wird.

Je mehr Sonne, desto besser

Das einzige, was Sie vermeiden sollten, ist ein Sonnenbrand. Jeder Sonnenstrahl, den Sie sich gönnen, stärkt Ihre Gesundheit. Durch die Warnungen vor der Sonne werden vermutlich mehrere hundert Todesfälle durch Hautkrebs vermieden – und gleichzeitig mehrere tausend Todesfälle durch Krebs, Herzinfarkt und Schlaganfall provoziert. Alles (unterhalb der Sonnenbrandgrenze!) ist empfehlenswert. Je dunkler der Hautteint ist, desto weniger Vitamin D wird gebildet. Südländische Typen leiden noch häufiger unter Vitamin-D-Mangel als hellhäutige Menschen und benötigen daher noch mehr Vitamin D über Nahrung, Sonnenbestrahlung oder Nahrungsergänzungen.

Übergewichtige sowie Menschen mit Verdauungsstörungen (geringere Aufnahme über den Darm) haben besonders niedrige Vitamin-D-Spiegel. Vitamin D hat auch antientzündliche Effekte (S. 35) und wirkt über diesen Mechanismus ebenfalls schützend. Im Winter und Frühjahr sind die Werte noch niedriger als im Rest des Jahres. Dies ist bei der Interpretation der Werte zu berücksichtigen.

Bestehen Sie auf einer Vitamin-D-Untersuchung

Was sollten Sie tun? Bestehen Sie auf einer Vitamin-D-Untersuchung. Diese kostet 21,54 €. Weil das Laborbudget des Kassenarztes hierdurch über Gebühr belastet wird, vermeidet der Hausarzt solche Untersuchungen. Bestehen Sie trotzdem darauf und bezahlen Sie sie nötigenfalls selbst. Der Vitamin-D-Spiegel ist mindestens ebenso wichtig wie der Blutdruck, der Blutzucker oder der Cholesterinspiegel! Lassen Sie sich nicht damit abspeisen, dass der Vitamin-D-Spiegel im Normbereich liegt. Sie sollten den Optimalbereich anstreben. Wenn Sie keinen Optimalwert haben, dann steigern Sie den Spiegel durch mehr Sonne und Fisch. Wenn das nicht ausreicht, nehmen Sie ein gut dosiertes Vitamin-D-Präparat ein.

- Vitamin D Hevert Tabl. (1000 I.E.) 1 × 1 bis 2 × 1 tägl.
- Vigantol Oel (250 I.E. pro Tropfen) 4–8 Tropfen tägl. (rezeptpflichtig)

Keine Angst vor Überdosierung. Lassen Sie nach drei Monaten den Wert nochmals überprüfen. Wenn Sie immer noch nicht den Optimalbereich erzielt haben, dann steigern Sie die Dosis und überprüfen Sie erneut, bis Sie richtig liegen. Sie brauchen vor einer Überdosierung keine Angst zu haben, wenn die Werte kontrolliert werden. Selbst die bei Nahrungsergänzungen eher konservative und übervorsichtige DGE (Deutsche Gesellschaft für Ernährung) sagt, dass bei Gaben bis zu 2000 I.E. keine Laborkontrollen nötig sind, weil Überdosierungen hierunter unmöglich sind. Ich habe einige Patienten, die Dosierungen von 4000 bis 5000 I.E. benötigen, um gerade einmal halbwegs an den Optimalbereich heranzukommen. Man muss vermutlich mehr als 10000 I.E. pro Tag über mehrere Monate einnehmen, um wirklich in eine Überdosierung zu kommen. Also: keine Angst vor dem Sonnenvitamin D! Noch ausführlicher Informationen finden Sie unter www.habichtswaldklinik.de → Information zu Krankheiten → Vitamin D

Ihre Cholesterin-Checkliste

Lassen Sie sich bitte nicht von unterschiedlichen Empfehlungen kirre machen. Gerade beim Thema Cholesterin gibt es Empfehlungen, die sich teilweise diametral widersprechen. Informieren Sie sich nicht einseitig, sondern holen Sie eine Zweit- und ggf. auch ein Drittmeinung ein. Nutzen Sie Ärzte, Ernährungsberater, Literatur und Internet – aber glauben Sie nicht alles, was Ihnen erzählt wird, sondern bilden Sie sich aus den sich widersprechenden Hinweisen eine eigene Meinung.

- Lassen Sie **niemals nur das Gesamtcholesterin allein bestimmen.** Allein die ganzheitliche Betrachtung von Cholesterin, LDL, HDL und Triglyceriden vermag zuverlässige Rückschlüsse über das Risiko für die Gefäße zu geben.
- Lassen Sie diese **Fettwerte etwa einmal jährlich** bestimmen. Wenn aufgrund erhöhter Werte eine Intervention erfolgte – egal ob durch Medikamente oder durch naturheilkundliche Maßnahmen –, sollten Sie den Erfolg dieser Intervention nach vier bis 12 Wochen überprüfen. Weitere Kontrollen so lange, bis Sie den gewünschten Zielwert erreicht haben.
- Wenn irgend möglich, sollten Sie – wenn ein erhöhtes Risiko vorliegt – einmalig auch weitere, noch nicht so bekannte Risikofaktoren bestimmen lassen: **Lipidperoxidation, Homocystein, Lipoprotein(a), Fibrinogen, hsCRP.**
- Lassen Sie auch das **Vitamin D** bestimmen. Dieses ist nicht nur für die Knochen, sondern auch bei Herzkrankheiten wichtig. Wenn Sie nicht im Optimalbereich liegen, dann nehmen Sie Vitamin D ein und steigern gegebenenfalls unter Laborkontrollen so lange, bis Sie den Optimalbereich erreicht haben.
- Die **Zielwerte sind nicht isoliert zu sehen,** sondern von weiteren Risikofaktoren, der Familiengeschichte und eventuell schon vorhandenen Gefäßerkrankungen abhängig. Generell gilt: Je höher das bereits vorhandene Risiko, desto strenger die geforderte Einstellung.
- Ganz wichtig ist das **Verhältnis von LDL zu HDL.** Bei hohem gutem HDL relativiert sich das Risiko durch ein erhöhtes LDL. Bei sehr niedrigem HDL kann sogar ein normales LDL schon zu hoch sein.
- **Vertrauen Sie Ihrem Hausarzt und Ihrem Kardiologen** – aber nicht blind. Bedenken Sie, dass Ärzte kaum unabhängig informiert werden. Sie beziehen ihre Informationen oft von Pharmareferenten und auf Fortbildungen, die von der Pharmaindustrie gesponsert werden. Niemand wird da etwas gegen gesunde Ernährung einwenden, aber diese wird kein Schwerpunkt der Fortbildung sein. Die Ärzte lesen selten Studien im Original, sondern meist von

Meinungsbildnern gefilterte Sekundärliteratur.

- Die erste naturheilkundliche Maßnahme zur Beeinflussung des Cholesterins ist die **Ernährung.** Meiden Sie tierische Lebensmittel, wo immer möglich. Verzehren Sie nahezu ausschließlich Getreideprodukte aus dem vollen Korn. Essen Sie täglich fünf faustgroße Portionen Gemüse, Salat oder Obst. Ein Sonntagsbraten sowie zwei- bis drei Fischportionen pro Woche senken das Cholesterin nachweislich.
- Bauen Sie gezielt **antioxidanzienreiche Lebensmittel** in Ihren Speiseplan mit ein, z. B. Grüntee, Tomaten, (maximal ein Glas) Rotwein, Granatapfel und Kakao.
- **Ersetzen Sie Fleisch- durch Fischmahlzeiten,** wo immer Sie können. Dabei sind die fettreichen Fische Hering, Lachs, Makrele und Thunfisch zu bevorzugen.
- Ersetzen Sie Sonnenblumen- und Distelöl durch **Lein-, Raps- und Olivenöl,** wo immer Sie können.
- **Keine Cholesterinsenkung ohne Bewegung.** Treiben Sie regelmäßig Ausdauersport. Besonders wenn Sie bezüglich der Ernährung schon »alles richtig machen« oder wenn das HDL sehr niedrig ist, führt an der Bewegung kein Weg vorbei.
- Vergessen Sie auch nicht den **Stress** und eventuell vorhandene, unbewusst nagende Konflikte. Schauen Sie gerade dort hin, wo es vielleicht wehtut. Legen Sie Ihre Vorurteile gegenüber Entspannungsverfahren oder Meditationen ab und suchen Sie sich ein Verfahren aus, welches zu Ihnen passt und auch Spaß macht.
- Wenn Sie allein mit diesen Lebensstiländerungen noch nicht die gewünschten Werte erreichen, so nehmen Sie ein gut dosiertes **Artischockenpräparat** (bei Unverträglichkeit ein Curucmapräparat) ein. Kontrollieren Sie den dadurch erzielten Erfolg.
- Eine weitere ergänzende Maßnahme ist die **Nikotinsäure,** besonders wenn die Triglyceride hoch oder das HDL niedrig sind.
- Verdammen Sie **synthetische Fettsenker** nicht von vornherein. Wenn eine familiäre Hypercholesterinämie besteht, das Risiko für Gefäßerkrankungen besonders hoch ist oder Sie mit allen oben beschriebenen Maßnahmen keine entscheidende Senkung erreichen, dann kann auch eine Fettsenkung mit einem Statin sinnvoll sein. Lassen Sie 4 und 12 Wochen danach die Leberwerte, die CK (Muskelwert) und das Q10 kontrollieren.
- Wenden Sie dem Cholesterin die Aufmerksamkeit zu, die es verdient. Bleiben Sie aber dabei stets gelassen. Ihr **Lebensglück** sollten Sie sich auf keinen Fall von der Höhe Ihrer Fettwerte diktieren lassen. Ich wünsche Ihnen von ganzem Herzen bei Ihren Bemühungen zur Cholesterinoptimierung viel Erfolg!

Glauben Sie das, was für Sie am plausibelsten ist. Schenken Sie denen Ihr Vertrauen, die es Ihrer Meinung nach am meisten verdienen. Und handeln Sie dann konsequent danach.

Service

Bücher und Zeitschriften zum Weiterlesen:

Anne Iburg
Köstlich essen – Cholesterin senken
Trias Verlag Sachbuch, 2006

Karin Hofele
Richtig einkaufen bei erhöhtem Cholesterin
Trias Verlag Sachbuch, 2009

Sven David-Müller
Die 50 besten Cholesterinkiller
Trias Verlag Sachbuch, 2009

Martin Middeke
Bluthochdruck senken ohne Medikamente
Trias Verlag Sachbuch, 2010

Dr. med. Françoise Wilhelmi de Toledo
Buchinger-Heilfasten: Die Original-Methode
Trias Verlag Sachbuch, 2010

Robert Sonntag
Blitzschnell entspannt
Audio-CD
Trias Verlag Sachbuch, 2009

Volker Schmiedel
Typ-2-Diabetes: Heilung ist möglich
Haug Verlag Sachbuch, 2010

Volker Schmiedel
Quickstart Nährstofftherapie
Hippokrates Verlag, 2010

Interessante Links zum Thema Ernährung und Cholesterinspiegel

www.habichtswaldklinik.de, dort in der Menüleiste »Informationen zu Krankheiten« anklicken:

- Abnehmen
- Acetysalicylsäure
- Antioxidanzien
- Ballondilatation
- Betablocker
- Bluthochdruck
- Cholesterinsenker
- Diabetes
- Fasten
- Fettsäuren
- Homocystein
- Ubichinon Q10
- Vitamin C
- Vitamin D
- Vitamin E

Adressen

Deutsche Gesellschaft zur Bekämpfung von Fettstoffwechselstörungen und ihren Folgeerkrankungen
DGFF – Lipid-Liga e. V.
Waldklausenweg 20
81377 München
Tel. (089) 719 10 01
Fax: (089) 714 26 87
www.lipid-liga.de

Deutsche Gesellschaft für Kardiologie – Herz- und Kreislaufforschung
German Cardiac Society
Achenbachstr. 43
40237 Düsseldorf
Tel. (0211) 600 69 20
Fax: (0211) 60 06 92 10
www. dgk.org

Deutsche Gesellschaft für Sportmedizin und Prävention
Hugstetter Straße 55
79106 Freiburg
Tel. (0761) 270 74 56
Fax: (0761) 202 48 81
E-Mail:dgsp@dgsp.de
www.dgsp.de

Deutsche Herzstiftung e. V.
Vogtstraße 50
60322 Frankfurt am Main
Tel. (069) 955 12 80
Fax: (069) 955 12 83 13
E-Mail:info@herzstiftung.de
www.herzstiftung.de

Deutsche Liga zur Bekämpfung des hohen Blutdrucks e. V. Deutsche Hypertonie Gesellschaft
Postfach 102040
69010 Heidelberg
Tel. (06221) 41 17 74
Fax: (06221) 40 22 74
Herz-Kreislauf-Telefon: (06221) 47 48 00 (Mo.-Fr. 9.00–17.00 Uhr)
www.paritaet.org/RR-Liga

Deutsche Schlaganfall-Gesellschaft (DSG)
Charité Uniklinik
Neurologische Klinik
Schumannstr. 20–21
10117 Berlin

Deutsche Hochdruckliga e. V.
Berliner Str. 46
69120 Heidelberg
Tel. (06221) 41 17 74
Fax. (06221) 40 22 74
www.hochdruckliga.info

Register

Bibliografische Information der Deutschen Nationalbibliothek
Die Deutsche Nationalbibliothek verzeichnet diese Publikation in der Deutschen Nationalbibliografie; detaillierte bibliografische Daten sind im Internet über http://dnb.d-nb.de abrufbar.

Programmplanung: Sybille Duelli
Redaktion: Anja Fleischhauer
Bildredaktion: Christoph Frick, Anja Fleischhauer

Umschlaggestaltung und Layout: CYCLUS – Visuelle Kommunikation, Stuttgart

Bildnachweis:
Umschlagfoto: Chris Meier, Stuttgart
Fotos im Innenteil:
Emotive Images: S. 40, 66; Fotolia: S. 60, 72, 84, 87, 105; Jupiterimages: S. 36; Chris Meier, Stuttgart: S. 3, 6, 70; Photo Alto: S. 18; Shotshop: S. 12; Vario Images: S. 95, 100; Westend61: S. 4
Die abgebildeten Personen haben in keiner Weise etwas mit der Krankheit zu tun.

Zeichnungen: Viorel Constantinescu, Bukarest

2. vollständig überarbeitete Auflage

Printed in Germany

Satz: Fotosatz Buck, 84036 Kumhausen
gesetzt in: InDesign CS4
Druck: AZ Druck und Datentechnik GmbH, 87437 Kempten

Gedruckt auf chlorfrei gebleichtem Papier

ISBN 978-3-8304-3698-0 1 2 3 4 5 6

Wichtiger Hinweis: Wie jede Wissenschaft ist die Medizin ständigen Entwicklungen unterworfen. Forschung und klinische Erfahrung erweitern unsere Erkenntnisse, insbesondere was Behandlung und medikamentöse Therapie anbelangt. Soweit in diesem Werk eine Dosierung oder eine Applikation erwähnt wird, darf der Leser zwar darauf vertrauen, dass Autoren, Herausgeber und Verlag große Sorgfalt darauf verwandt haben, dass diese Angabe dem **Wissensstand bei Fertigstellung des Werkes** entspricht.

Die Ratschläge und Empfehlungen dieses Buches wurden vom Autor und Verlag nach bestem Wissen und Gewissen erarbeitet und sorgfältig geprüft. Dennoch kann eine Garantie nicht übernommen werden. Eine Haftung des Autors, des Verlags oder seiner Beauftragten für Personen-, Sach- oder Vermögensschäden ist ausgeschlossen.

SERVICE

Liebe Leserin, lieber Leser,

hat Ihnen dieses Buch weitergeholfen? Für Anregungen, Kritik, aber auch für Lob sind wir offen. So können wir in Zukunft noch besser auf Ihre Wünsche eingehen. Schreiben Sie uns, denn Ihre Meinung zählt!

Ihr TRIAS Verlag
E-Mail Leserservice: heike.schmid@medizinverlage.de
Lektorat TRIAS Verlag, Postfach 30 05 04, 70445 Stuttgart, Fax: 0711 - 8931 - 748

Ihr Spickzettel für den Arztbesuch

	gut	tolerabel	inakzeptabel
Lassen Sie Ihren Cholesterinspiegel immer aufgeschlüsselt untersuchen – also LDL, HDL und Triglyceride.			
Cholesterin	‹ 200	200–250	› 250
LDL	‹ 100	100–150	› 150
HDL	› 60	40–60	‹ 40
Triglyceride	‹ 150	150–200	› 200
Wichtig: der Quotient aus LDL und HDL!			
LDL/HDL-Quotient	‹ 3	3–4	› 4
allgemeine Untersuchungsergebnisse			
Blutdruck	‹ 120/80	120–140/80–90	› 140/90
Blutzucker (nüchtern)	‹ 100	100–120	› 120
Blutzucker (nach dem Essen)	‹ 120	120–180	› 180
Lassen Sie unbedingt auch einmalig die anderen Risikofaktoren bestimmen, wenn Sie ein erhöhtes Risiko tragen.			
Homocystein	‹ 10 mmol/l	10–15 mmol/l	› 15 mmol/l
Lipoprotein(a)	‹ 30 mg/dl	–	› 30 mg/dl
Fibrinogen	‹ 300 mg/dl	300–450 mg/dl	› 450 mg/dl
hsCRP	‹ 1 mg/dl	1–2 mg/dl	› 2 mg/dl
Bestehen Sie auf eine Vitamin-D-Untersuchung, sie kostet 21,54 € – bezahlen Sie sie notfalls selbst.			
Vitamin D	› 100 nmol/l	› 50 nmol/l	‹ 50 nmol/l